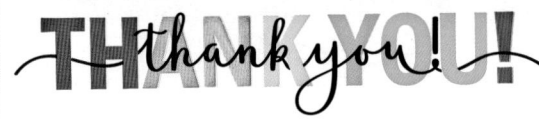

P. M. Guardiola / U. F. Gruber (Hrsg.)

Wie sagt's der Arzt auf Englisch, Französisch, Italienisch, Spanisch, Türkisch, Serbokroatisch, Russisch und Albanisch?

Bücher aus verwandten Sachgebieten

Zimmermann
Kulturelle Missverständnisse in der Medizin
Ausländische Patienten besser versorgen
2000. ISBN 3-456-83378-4

Veillon / Nobel
Medizinisches Wörterbuch / Dictionnaire Médical / Medical Dictionary
6. Auflage 1977 + Ergänzungsband. ISBN 3-456-80536-5

Ford
Essential Nursing English
2000. ISBN 3-456-83304-0

Weinhold
Kommunikation zwischen Patienten und Pflegepersonal
1997. ISBN 3-456-82842-X

Lamparter-Lang (Hrsg.)
Patientenschulung bei chronischen Erkrankungen
1997. ISBN 3-456-82831-4

Weakland / Herr
Beratung älterer Menschen und Ihrer Familien
2. Auflage 1998. ISBN 3-456-81750-9

Weitere Informationen über unsere Neuerscheinungen finden Sie im Internet unter: http://verlag.hanshuber.com oder per e-mail an: verlag@hanshuber.com.

Pia Marina Guardiola
Ulrich F. Gruber
(Herausgeber)

Wie sagt's der Arzt

auf Englisch, Französisch,
Italienisch, Spanisch, Türkisch,
Serbokroatisch, Russisch
und Albanisch?

Unter Mitarbeit von:
Demet Aydin (Türkisch), Joan Etlinger (Englisch), Nexhmedin
Gerguri (Albanisch), Bernard Indermühle (Französisch),
Ekaterina Koroleva (Russisch), Helen Schaufelberger (Italienisch),
Bogdan und Ivana Zlonoga-Skerlić (Serbokroatisch)

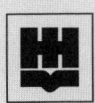

Verlag Hans Huber
Bern · Göttingen · Toronto · Seattle

Korrespondenzanschrift:
Prof. Dr. Ulrich F. Gruber
Löwenstr. 25
CH-8001 Zürich

Die Deutsche Bibliothek – CIP-Einheitsaufnahme

Wie sagt's der Arzt auf englisch, französisch, italienisch, spanisch, türkisch, serbokroatisch, russisch und albanisch? / Pia Marina Guardiola ; Ulrich F. Gruber (Hrsg.). unter der Mitarb. von: Demet Aydin (türkisch) ... – 2. Aufl. – Bern ; Göttingen ; Toronto ; Seattle : Huber, 2000
   ISBN 3-456-83409-8

2. Auflage 2000. Verlag Hans Huber, Bern
© 2000 Verlag Hans Huber, Bern

Anregungen und Zuschriften an:
Verlag Hans Huber
Lektorat Medizin
Länggass-Strasse 76
CH-3000 Bern 9
Tel.: 0041 (0)31 300 4500
Fax: 0041 (0)31 300 4593
E-Mail: verlag@hanshuber.com

Lektorat: Dr. Klaus Reinhardt
Herstellung: Peter E. Wüthrich
Titelillustration: pinx. Winterwerb und Partner, Wiesbaden
Satz, Druck und buchbinderische Verarbeitung: Kösel, Kempten
(www.KoeselBuch.de)
Printed in Germany

Dieses Werk, einschließlich aller seiner Teile, ist urheberrechtlich geschützt. Jede Verwertung außerhalb der engen Grenzen des Urheberrechtes ist ohne Zustimmung des Verlages unzulässig und strafbar. Das gilt insbesondere für Vervielfältigungen, Übersetzungen, Mikroverfilmungen sowie die Einspeicherung und Verarbeitung in elektronischen Systemen.

Inhaltsübersicht

Vorwort 7

Deutsch – Englisch 9

Deutsch – Französisch 45

Deutsch – Italienisch 81

Deutsch – Spanisch 117

Deutsch – Türkisch 153

Deutsch – Serbokroatisch 189

Deutsch – Russisch 225

Deutsch – Albanisch 263

Vorwort zur 1. Auflage

Das vorliegende Büchlein richtet sich an Mediziner aller Richtungen und Spezialitäten, die gelegentlich fremdsprachige Patienten zu untersuchen, behandeln oder zu beraten haben. Und welcher Arzt hätte das heute nicht? Im Zeitalter des billigen Massentourismus sind Kollegen aller Länder immer wieder vor die Tatsache gestellt, schnell mit einem Patienten oder dessen Angehörigen Kontakt aufnehmen zu können, bevor ein Dolmetscher zur Verfügung steht, wenn er überhaupt gefunden werden kann. In diese Situationen geraten Medizinstudenten und Ärzte auf den Notfallstationen und Polikliniken, in großen und kleinen Krankenhäusern gleichermaßen wie frei praktizierende Ärzte aller Spezialitäten.

Die Auswahl der Standardsätze und medizinischen Fachbegriffe ist willkürlich von uns festgelegt und stellt notgedrungenermaßen nur ein Minimum dar. Wenn das Büchlein hilft, hie und da einige Kommunikationsprobleme und damit unnötige Umtriebe und allenfalls Ärger zu vermeiden, hat es seinen Zweck mehr als erfüllt. Der Aufbau richtet sich nach dem international üblichen Vorgehen beim Gespräch mit einem Patienten, den man zum erstenmal trifft. Es ist uns klar, dass noch vieles fehlt und dass nicht alles allen logisch erscheinen kann. Wenn es mehr ist als gar nichts, freuen wir uns und sind dankbar für jegliche konstruktive Kritik.

Basel, Frühjahr 1984   U. F. Gruber

Vorwort zur 2., erweiterten und überarbeiteten Auflage

Dem, was wir im Vorwort zur 1. Auflage vor 16 Jahren geschrieben haben, ist einiges hinzuzufügen. Aus den beiden Versionen „Wie sagt's der Arzt auf…" mit den Sprachen Deutsch, Französisch, Italienisch, Spanisch und Englisch und der zweiten Fassung „Wie sag ich's dem Patienten", die Deutsch, Türkisch, Italienisch, Spanisch und Serbokroatisch berücksichtigte, ist ein Ganzes geworden. Dazugekommen sind das Albanische und das Russische, den Entwicklungen im europäischen Raum Rechnung tragend. Weiterhin richtet sich das Büchlein in der vorliegenden Form primär an Personen deutscher Muttersprache. Das Deutsche diente daher als Leitsprache bei der Übersetzung in die anderen Sprachen. Die Gestaltung ist völlig neu. Wir hoffen, dass das Werk damit an Übersichtlichkeit gewonnen hat und sich in der Praxis noch besser bewährt. Die acht Fremdsprachen sind jetzt jede für sich gesondert in einem Teil zusammengefasst, weil man ja im allgemeinen nicht gleichzeitig mit mehreren fremdsprachigen Patienten verkehrt. Unvollständiges wurde ergänzt und erweitert. Neue Krankheitsbilder wie Aids und die Drogensüchtigkeit sind jetzt ebenfalls berücksichtigt.

Die Erfahrung hat gezeigt, dass neben Ärzten auch das Krankenpflegepersonal, Laborantinnen, Röntgenassistentinnen, Fürsorger, Sekretärinnen, Sprechstundenassistentinnen sowie Beamte in verschiedenen Amtsstellen in unserem Büchlein Hilfestellung finden. Das freut uns alle, die wir bei der Überarbeitung und Erweiterung der ersten Ausgabe mitgearbeitet haben. Den Kollegen, die heute nicht mehr unter den Mitarbeitern aufgeführt sind, möchten wir an dieser Stelle noch einmal für ihre große Arbeit, die sie vor vielen Jahren geleistet haben, danken. Es handelt sich um die Kollegen Dr. R. Campbell (Englisch), Dr. R. Rosso (Italienisch) und Dr. F. Tortosa (Spanisch) und Frau R. Stöcklin. Ohne die unermüdliche, sorgfältige Arbeit von Frau lic. phil. Bea Grubenmann, welche während der ganzen Vorbereitungszeit für die Koordination zuständig war, wäre das Werk nicht zustande gekommen. Alle Autoren sind ihr zu großem Dank verpflichtet. Ganz besonderer Dank gebührt Herrn Gerguri, der als einziger Nichtmediziner auf Grund seiner hervorragenden Sprachbegabung die Übersetzung ins Albanische in kürzester Zeit und mit großer Sorgfalt geschafft hat, und Frau Koroleva, die im letzten Augenblick den Verlagswunsch nach einer russischen Version erfüllt hat. Alle Autoren hoffen, dass wir mit unserer Arbeit möglichst vielen Medizinalpersonen und ihren Patienten bei der gegenseitigen Verständigung helfen können.

Für die Herausgeber

Zürich, im Frühjahr 2000 Ulrich F. Gruber

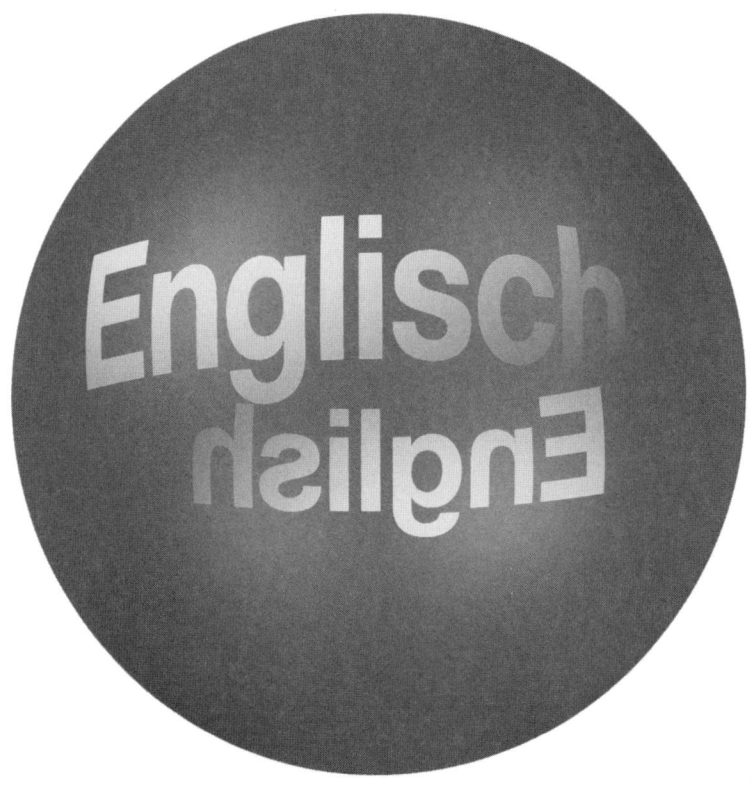

Grußformeln und Allgemeines	11	Pädiatrie	24
Angaben zur Person	12	Unfälle	24
Familienanamnese	12	Statusaufnahme	25
Persönliche Anamnese	13	Diagnosemitteilung	26
Arbeitsplatz-Anamnese	16	Therapie und Verordnungen	27
Jetziges Leiden: Allgemeines	17	Krankheitsnamen	29
Kardiovaskuläres System	19	Symptome und Fachausdrücke	34
Respirationstrakt	20	Anatomie	38
Magen-Darm-Trakt	20	Zahlen	41
Harnwege	21	Zeit	42
Nervensystem	22	Farben	43
Gynäkologie	23	Lokalisation	43

Deutsch	Englisch

Grußformeln und Allgemeines

Courtesy Forms and General Terms

Deutsch	Englisch
Guten Tag!	Good morning!
Guten Abend!	Good evening!
Gute Nacht!	Good night!
Auf Wiedersehen!	Good-bye!
Herr	Mister (Mr.)
Frau	Missis (Mrs.)
bitte	please
danke, vielen Dank	thank you, thank you very much
Entschuldigen Sie!	Excuse me!
sehr gut	very well
ja	yes
nein	no
Ich habe Sie nicht verstanden.	I didn't understand you.
Wiederholen Sie bitte langsam.	Please, repeat slowly.
Ich verstehe.	I understand.
Verstehen Sie?	Do you understand?
Schreiben Sie es bitte hier auf.	Write it down here, please.
Sind Sie von einem Dolmetscher begleitet?	Are you accompanied by an interpreter?
Bringen Sie bitte einen Dolmetscher mit.	Bring an interpreter with you, please!
Setzen Sie sich bitte.	Sit down, please.
Gehen Sie bitte ins Wartezimmer.	Please, go to the waiting room.
Gute Besserung!	I wish you a speedy recovery.

Deutsch	Englisch
Angaben zur Person	**Personal Data**
Name, Vorname	Name, first name
Geburtsdatum	Date of birth
Alter	Age
Geburtsort	Place of birth
Adresse	Address
Telephonnummer	Telephone number
verheiratet, ledig, verwitwet, geschieden	Married, single, widowed, divorced
Kinderzahl	Number of children
Beruf	Occupation
Arbeitsort	Place of employment
Arbeitgeber	Employer
Welche Krankenkasse?	Name of your sickness insurance fund
Welche Unfallversicherung?	Name of your accident insurance
Wie lange wohnen Sie hier?	How long have you lived here?
Wie heißt Ihr Hausarzt?	What is the name of your family doctor?
Unterschreiben Sie bitte hier.	Sign here, please!
Familienanamnese	**Family History**
Vater	father
Mutter	mother
Sohn	son
Tochter	daughter
Bruder	brother
Schwester	sister
Ehemann	husband
Ehefrau	wife
Cousin, Cousine	cousin
Onkel	uncle

Deutsch	Englisch
Tante	aunt
Neffe	nephew
Nichte	niece
Großvater	grandfather
Großmutter	grandmother
Verwandte	relatives

Lebt Ihr Vater/Ihre Mutter noch?	Is your father/mother still alive?
Wie alt ist Ihr Vater/Ihre Mutter?	How old is your father/mother?
Wieviele Geschwister haben Sie?	How many brothers and sisters do you have?
Leben sie alle noch?	Are they still alive?
Sind sie alle gesund?	Do they all enjoy good health?
Kommen irgendwelche Krankheiten in Ihrer Familie häufig vor?	Do you know of any illnesses that run in your family?
Sind Ihnen in Ihrer Familie Fälle von Zuckerkrankheit, Tuberkulose, Bluthochdruck, Herzinfarkt, Drüsenkrankheiten, Allergien, Stoffwechselstörungen, Krebs, Geisteskrankheiten, Epilepsie bekannt?	In your family, are there any known cases of diabetes, tuberculosis, high blood pressure, heart attack, glandular (endocrine) disease, allergies, metabolic disturbances, cancer, mental illnesses, epilepsia?
Haben Sie Kinder?	Do you have children?
Wieviele?	How many?
Wie alt sind sie?	How old are they?

Persönliche Anamnese

Past Medical History

Waren Sie kürzlich bei einem Arzt in Behandlung? Wegen was?	Have you recently received medical treatment? What for?
Waren Sie schon einmal im Spital? Wann? Was hatten Sie?	Have you ever been in hospital? When? Why?
Wurden Sie operiert?	Have you had any operations?
Haben Sie schwere Krankheiten durchgemacht? Welche?	Have you had any serious illnesses? Which ones?
Infektionskrankheiten: Tuberkulose,	Infections: tuberculosis, typhoid

Deutsch	Englisch
Typhus, Cholera, Amöbenruhr, Malaria, Schlafkrankheit, Geschlechtskrankheiten, Hepatitis A/B/C, Aids (HIV-Infektion)	fever, cholera, amoebic dysentery, malaria, sleeping sickness, venereal diseases, hepatitis A/B/C, AIDS (HIV-infection)
Wo sind sie aufgewachsen?	Where have you been brought up?
Welche Kinderkrankheiten haben Sie durchgemacht?	What childhood illnesses have you had?
Masern, Mumps, Röteln, Scharlach, Windpocken, Diphterie, Keuchhusten, Kinderlähmung	measels, mumps, rubella (German measles), scarlet fever, chicken pox, diphtheria, whooping, cough, poliomyelitis
Wurden Sie in den letzten Jahren geimpft?	Have you been inoculated in the last few years?
Gegen was sind Sie geimpft?	What are you inoculated against?
Sind Sie geimpft gegen: Tetanus, Kinderlähmung, Diphterie, Keuchhusten, Masern, Röteln, Hirnhautentzündung, Hepatitis A/B, Gelbfieber, Cholera?	Are you inoculated against: tetanus, polio, diphtheria, whooping cough, measels, rubella, mumps, meningitis, hepatitis A/B, yellow fever, cholera?
Haben Sie Bluttransfusionen bekommen?	Have you received a blood transfusion?
Üben Sie ungeschützten Geschlechtsverkehr aus, d.h. ohne Kondom?	Have you had unprotected sex – that means without a condom?
Verkehren Sie mit einem Partner, oder wechseln Sie den Partner häufig? Wie häufig?	Do you have sexual intercourse with one partner or do you change partners frequently? How frequently?
Waren Sie in den Tropen? Wann? Wo genau?	Have you ever been in a tropical area? When? Where exactly?
Haben Sie eine Malariaprophylaxe durchgeführt? Wenn ja, womit?	Have you gone through preventative treatment for malaria? When yes, with what?
Sind Sie von Zecken gebissen worden? Hat das irgendwelche Folgen gehabt?	Were you bitten by ticks? Did that have any effects or consequences?
Nehmen Sie jetzt irgendwelche Medikamente? Welche?	Do you take any medicines at present? Which ones?

Deutsch	Englisch
Haben Sie den Eindruck, dass sie etwas nutzen?	Do you have the impression that they are effective?
Nehmen Sie Ihre Medikamente regelmäßig?	Do you take your medicines regularly?
Nehmen Sie Drogen?	Do you take drugs?
Welche: Haschisch, Marihuana, Kokain (Koks), Heroin, Amphetamine (Speed), Ecstasy, Methadon, LSD oder irgendwelche anderen?	Which ones: hashish, marihuana, cocaine (coke), heroin, amphetamine (speed), ecstasy pills, methadone, LSD or something else?
Rauchen oder sniffen Sie diese Drogen, oder spritzen Sie sie?	Do you smoke or sniff these drugs, or do you inject yourself?
Nehmen Sie diese Drogen täglich oder sporadisch?	Do you take these drugs daily or only sporadically?
Sind Sie an diese Drogen so gewöhnt, dass Sie nicht mehr ohne sie leben möchten?	Are you so used to the drugs that you do not want to live without them?
Haben Sie schon einmal eine Entziehungskur durchgemacht? Wieviele? Wann?	Have you ever gone through a cure for drug addiction? How many times and when?
Nehmen Sie regelmäßig Kopfwehtabletten oder andere Schmerz- oder Beruhigungsmittel?	Do you regularly take headache tablets or any other pain-killers (analgesics) or sedatives?
Rauchen Sie?	Do you smoke?
Wieviele Zigaretten/Pfeifen/Zigarren pro Tag?	How many cigarettes/pipes/cigars a day?
Was trinken Sie? Bier, Wein, Schnaps?	What do you drink? Beer, wine, spirits?
Wie viel davon trinken Sie?	How much do you drink?
Haben Sie eine Allergie? Worauf?	Do you have an allergy? Of what?
Sind Sie allergisch auf Nahrungsmittel, Medikamente (zum Beispiel Antibiotika), Insektenstiche, Pflanzenpollen oder Hausstaub?	Are you allergic to foods, to medicine (for example antibiotics), to insect stings or to plant pollen, or to house dust (mites)?
Haben Sie Hautausschläge?	Do you have exanthema?
Haben Sie Asthma?	Do you have asthma?

Deutsch	Englisch
Haben Sie schon einmal einen Schock durchgemacht? Mussten Sie hospitalisiert werden?	Have you ever gone into shock? Did you have to be hospitalised?
Kommen diese Krankheiten in Ihrer Familie oft vor?	Have many people in your family had these illnesses?
Kennen Sie die Ursache oder die auslösende Substanz?	Do you know the cause or the triggering substance?
Haben Sie Haustiere: Katze, Hund, Vögel?	Do you keep any pets: cat, dog, birds?

Arbeitsplatz-Anamnese / Workplace History

Deutsch	Englisch
Arbeiten Sie zur Zeit?	Are you working at present?
Ist es eine schwere körperliche Arbeit?	Is it a hard work that requires a great deal of physical effort?
Haben Sie Ihren Militärdienst geleistet?	Have you done military service?
Geht es Ihnen an Ihrem Arbeitsplatz gut? Warum nicht?	Is your workplace pleasant? Why not?
Sind Sie jetzt giftigen oder krebserzeugenden Substanzen am Arbeitsplatz ausgesetzt? War das früher der Fall?	Are you now exposed to poisonous or carcinogenic substances at your work place? Was that previously the case?
Müssen Sie spezielle Vorsichtsmaßnahmen treffen?	Must you take precautionary measures?
Tragen Sie eine Maske, einen Schutzanzug, spezielle Handschuhe, eine Brille?	Do you wear a mask, protective clothing, special gloves, glasses?
Arbeiten Sie den ganzen Tag am Bildschirm?	Do you work the whole day in front of a computer screen?
Fühlen Sie sich am Arbeitsplatz unter Druck gesetzt?	Do you feel under pressure at your workplace?

Deutsch	Englisch
Jetziges Leiden: Allgemeines	**Present Complaints: General**

Deutsch	Englisch
Welche Beschwerden haben Sie?	What are you complaining of?
Haben Sie Kopfschmerzen?	Do you have a headache?
Brustschmerzen	chest pain
Bauchschmerzen	abdominal pain (belly-ache)
Schmerzen an den Beinen, Füßen, Händen, Armen	pain in the legs, feet, hands, arms
Halsschmerzen	a sore throat
Ohrenschmerzen	earache
Rückenschmerzen	back-ache
Nierenschmerzen	pain in the kidneys
Schluckbeschwerden	difficulty in swallowing
Verdauungsstörungen: Durchfall, Verstopfung, Blähungen, Magenbrennen, Sodbrennen	digestive troubles: diarrhoea, constipation, flatulence, acidity in the stomach, heartburn
Brechreiz	nausea
Appetitverlust	loss of appetite
Atembeschwerden	difficulty in breathing
Schwierigkeiten beim Wasserlassen	difficulty in passing water
Brennen beim Wasserlassen	Does it burn when you pass water?
Schlafstörungen	troubled sleep
Schwindel	dizziness (vertigo)
Bewusstseinsstörungen	fainting attacks
Fühlen Sie sich schwer krank?	Do you feel seriously ill?
Seit wann haben Sie diese Beschwerden?	How long have you had these troubles?
Sind diese Schmerzen früher schon einmal aufgetreten? Wann?	Have you had this trouble before? When?
Wo haben Sie Schmerzen?	Where does it hurt?
Zeigen Sie mir, wo es Ihnen weh tut.	Show me where it hurts.
Wie sind die Schmerzen: stark, mäßig, schwach, lokalisiert, diffus, ausstrahlend, dumpf, stechend, andauernd, krampfartig, bohrend, brennend, elektrisierend?	What are the pains like: severe, moderate, tolerable, localized, diffuse, radiating, crushing, stabbing, constant, cramping, boring, burning, electrifying?

Deutsch	Englisch
Würden Sie bitte die Schmerzintensität auf einer Skala zwischen null und zehn mit einer Zahl bezeichnen? Dabei bedeutet null „keine Schmerzen" und zehn „nicht mehr aushaltbare Schmerzen".	Would you please indicate the pain intensity on a scale between zero and ten with a number? Where zero means "no pain" and ten "unbearable pain".
Treten die Schmerzen im Zusammenhang mit einer bestimmten Tätigkeit auf?	Does the pain appear in connection with a particular activity?
Wann treten die Beschwerden auf: morgens, abends, nachts, tagsüber, nach dem Essen, vor dem Essen, beim Gehen, beim Stehen, beim Sitzen, beim Liegen, beim Bewegen, beim Bücken, beim Aufstehen, beim Heben, nach Anstrengungen?	When do the troubles appear: in the morning, in the evening, at night, during the day, after eating, before eating, while walking, while standing, while sitting, while laying, when moving, when bending, when standing up, when lifting, after a physical exertion?
Treten die Beschwerden in irgendeinem Zusammenhang auf? In welchem?	Does the trouble occur in connection with something else? With what?
Sind die Beschwerden in der letzten Zeit schlimmer geworden? Seit wann? Welche vor allem?	Have the troubles been worse in the past? When? Which ones?
Haben Sie Fieber? Seit wann? Wie hoch?	Do you have a temperature? For how long? What is it?
Hatten Sie Schüttelfrost?	Have you had chills?
Schwitzen Sie viel?	Do you sweat a lot?
Können Sie gut schlafen?	Do you sleep well?
Fühlen Sie sich in der letzten Zeit müder als sonst?	Do you feel more tired than usual?
Sind Sie übermäßig durstig?	Are you thirstier than usual?

Deutsch	Englisch
Kardiovaskuläres System	**Cardiovascular System**

Deutsch	Englisch
Haben Sie Schmerzen in der Brust? Wie häufig?	Do you have pains in the chest? How often?
Wann treten die Schmerzen auf? Nach Anstrengung? Ohne Anstrengung?	When do the pains appear? After a physical exertion? Without doing any physical exertion?
Wie lange dauern sie?	How long do they last?
Sind die Schmerzen atemabhängig?	Do the pains change when breathing?
Können Sie gut Treppen steigen?	Do you have problems going up the stairs?
Wieviele Kissen brauchen Sie zum Schlafen?	How many pillows do you need to sleep?
Haben Sie Herzklopfen nach einer Anstrengung?	Do you have palpitations? After a physical exertion?
Tritt das Herzklopfen auch auf, wenn Sie sich nicht anstrengen?	Do the palpitations appear when you are relaxed?
Wie ist Ihr Blutdruck: tief, hoch, normal?	What is your blood pressure: low, high, normal?
Haben Sie ab und zu geschwollene Füße und Beine?	Do you sometimes have swollen legs or feet?
Tritt das vor allem am Abend auf?	Does this occur especially in the evening?
Sind Ihre Beine immer geschwollen?	Are your legs always swollen?
Haben Sie Beschwerden in den Waden?	Do you have troubles with your calves?
Haben Sie Schmerzen in den Beinen? Wann? In welchem Bein? Im rechten, im linken, in beiden?	Do your legs hurt? When? Which leg? The right one, the left one, both?
Tritt der Schmerz auf, ohne dass Sie sich bewegen?	Does the pain also appear without moving yourself?
Tritt der Schmerz beim Gehen auf?	Does the pain appear when you walk?
Wird der Schmerz schlimmer, bis Sie anhalten müssen? Wird er dann erträglicher?	Does it get worse until you are forced to stop? Does it get better then?

Deutsch	Englisch
Wird der Schmerz erträglicher nach einigen Bewegungen?	Is the pain relieved by movement?
Haben Sie häufig Ameisenlaufen in einem Fuß, Bein, Hand, Arm?	Do you have pins and needles in the feet, legs, hands, arms?
Haben Sie öfter Nasenbluten?	Do you have frequent nosebleeds?

Respirationstrakt / Respiratory System

Deutsch	Englisch
Haben Sie häufig Atemnot? Tritt die Atemnot plötzlich auf? Tritt sie nach Anstrengungen auf? Während der Nacht?	Do you often have shortness of breath? Does the shortness of breath appear suddenly? Does it appear after a physical exertion? At night?
Leiden Sie an Asthma?	Do you suffer from asthma?
Müssen Sie husten? Haben Sie Auswurf? Müssen Sie spucken? Wie sieht der Auswurf aus: schleimig, flüssig, weiß, gelb, grün, braun, blutig, schwarz?	Do you have to cough? Do you have phlegm? Do you have to spit? What does the spit look like: mucous, liquid, white, yellow, green, brown, bloody, black?
Sind Sie erkältet? Erkälten Sie sich oft? Haben Sie dabei Halsschmerzen?	Do you have a cold? Do you catch colds frequently? Do you have a sore throat with it?

Magen-Darm-Trakt / Digestive System

Deutsch	Englisch
Haben Sie guten Appetit? Können Sie alles essen? Was können Sie nicht essen? Warum? Haben Sie dabei Beschwerden? Haben Sie irgendwelche Beschwerden nach dem Essen: Magenbrennen, Sodbrennen, Krämpfe, Blähungen, Übelkeit?	Do you have a good appetite? Can you eat everything? What can't you eat? Why? Do you get indigestion? Do you have any problems after eating: gastric acidity, heartburn, cramps, wind, nausea?

Deutsch	Englisch
Haben Sie ein Völlegefühl?	Do you feel bloated?

Deutsch	Englisch
Haben Sie Brechreiz?	Nausea/dizziness?
Müssen Sie erbrechen?	Does it make you vomit?
Wie sieht das Erbrochene aus: gelb, blutig, dunkelbraun (Kaffeesatz), mit Galle (bitter)?	What does the vomit look like: yellow, bloody, dark brown (coffee grounds), with bile (bitter)?
Nehmen Sie Ihre Mahlzeiten regelmäßig ein?	Do you take your meals regularly?
Haben Sie an Gewicht zugenommen/abgenommen?	Have you gained/lost weight?
Bleibt Ihr Gewicht konstant?	Is your weight constant?
Können Sie gut schlucken?	Have you any difficulties with swallowing?
Haben Sie regelmäßig Stuhlgang?	Do you have regular bowel movements?
Wie ist der Stuhl: normal, flüssig, hart, schwarz, braun, gelb, blutig?	What does the stool look like: normal, watery, hard, black, brown, yellow, bloody?
Nehmen Sie Abführmittel?	Do you take laxatives

Harnwege

Urogenital System

Deutsch	Englisch
Haben Sie Schmerzen in der Nierengegend?	Do you have pain in the kidneys?
Haben Sie Schwierigkeiten beim Wasserlassen?	Is it difficult to pass water?
Brennt es beim Wasserlassen?	Does it burn when passing water?
Müssen Sie häufiger Wasser lassen als früher?	Do you have to pass water more often than before?
Müssen Sie während der Nacht Wasser lassen? Wieviel Mal?	Do you have to pass water at night? How often?

Deutsch	Englisch
Hat der Urin einen ungewöhnlichen Geruch?	Does the urine have an unusual smell?
Hat der Urin eine ungewöhnliche Farbe: braun, rot?	Does the urine have an unusual colour: brown, red?

Nervensystem

Nervous System

Fühlen Sie sich nervös/entspannt?	Do you feel nervous/relaxed?
Haben Sie irgendwo eine Lähmung? Wo? Seit wann?	Do you have weakness of the arms or legs? Where? Since when?
Können Sie überall gut spüren? Wo ist dieser Gefühlsausfall?	Do you feel numb anywhere? Where does it not feel normal?
Können Sie gut riechen?	Do you have any problems with smelling?
Können Sie gut schmecken?	Does everything taste normal?
Können Sie gut sehen?	Do you have any problems with seeing things?
Sind Sie kurzsichtig/weitsichtig?	Are you shortsighted/longsighted?
Sehen Sie trüb?	Do you see dimly (clouded)?
Haben Sie manchmal Flimmern vor den Augen?	Does your head sometimes swim?
Können Sie gut hören?	Can you hear well?
Spüren Sie manchmal Ohrensausen?	Do you sometimes hear buzzing in the ear?
Haben Sie Schwindel?	Do you suffer from dizziness/giddiness?
Haben Sie einmal das Bewusstsein verloren? Wann? Wie oft?	Do you have losses of consciousness? When? How often does this happen?
Merken Sie, wenn es kommt?	Do you realize when it is coming?
Kommt es plötzlich?	Does it occur suddenly?
Können Sie sich erinnern, was gerade vor der Ohnmacht geschehen ist?	Do you remember what happened just before fainting?

Deutsch	Englisch
Haben Sie sich dabei verletzt?	Have you hurt yourself when fainting?

Gynäkologie / Gynaecology

Deutsch	Englisch
Wann hatten Sie die erste Periode?	When did you have your first period?
Haben Sie schon die Menopause gehabt?	Have you past the menopause?
Wann war Ihre letzte Periode?	When was your last period?
Haben Sie Ihre Periode regelmäßig? In welchen Zeitabständen?	Are your menstruations regular? How often?
Wie lange dauern die Blutungen?	How long does it last?
Haben Sie starke Blutungen?	Do you have heavy bleeding?
Haben Sie Schmerzen während der Periode?	Do you have pains with the period?
Sind die Schmerzen stark?	Are the pains severe?
Haben Sie Ausfluss?	Do you have a discharge?
Haben Sie Zwischenblutungen?	Do you have losses of blood in between periods?
Nehmen Sie die Pille?	Are you on the pill?
Haben Sie Geschlechtsverkehr?	Do you have sexual intercourse?
Sind Sie schwanger?	Are you pregnant?
Besteht die Möglichkeit, dass Sie schwanger sind?	Is there a possibility that you are pregnant?
Wieviele Schwangerschaften hatten Sie?	How many pregnancies have you had?
Haben Sie Fehlgeburten gehabt? Wieviele?	Have you had any miscarriages? How many?
Welches Gewicht hatten Ihre Kinder bei der Geburt? Schreiben Sie es bitte hierhin.	What did your children weigh at birth? Write it down here, please!
Waren die Entbindungen normal?	Were the births normal?

Deutsch	Englisch
Pädiatrie	**Pediatrics**

Deutsch	Englisch
Wie alt ist Ihr Kind?	How old is the child?
Wie lange ist das Kind schon krank? Schreit es viel?	For how long has he/she been ill? Does he/she cry a lot?
Wie ernähren Sie das Kind? Wird das Kind mit der Flasche ernährt? Muttermilch, Milchpulver, Kuhmilch, Brei, Gemüse, Fleisch, Fertignahrung	What do you feed him/her? Was the child fed with a bottle? mother's milk, milk powder, cow's milk, creamed cereals, vegetables, meat, readymade food
Nimmt das Kind zu? Wie viel?	Is the child gaining weight? How much?
Hat das Kind Appetit?	Does he/she have a good appetite?
Über welche Schmerzen klagt das Kind? Sind diese Schmerzen schon einmal aufgetreten?	What pains does the child complain about? Did he/she have similar pains in the past?

Unfälle

Accidents

Deutsch	Englisch
Wann war der Unfall? Wo ist es geschehen? Wie ist es geschehen?	When did the accident occur? Where did it happen? How did it happen?
Sind Sie gestürzt? Haben Sie sich verbrannt? Sind Sie bewusstlos geworden?	Did you fall? Did you burn yourself? Did you loose consciousness because of the accident?
Haben Sie viel Blut verloren?	Have you lost a lot of blood?
Können Sie … bewegen? Spüren Sie …?	Can you move your …? Do you feel …?

Deutsch	Englisch

Statusaufnahme

Machen Sie bitte den Oberkörper frei.
Legen Sie sich bitte hin.
Setzen Sie sich bitte hierher.

Zeigen Sie mir bitte, wo es Ihnen weh tut.
Schmerzt es, wenn ich hier drücke?
Sagen Sie mir, wenn ich Ihnen weh tue!
Entspannen Sie sich, ganz locker lassen!
Wo tut es mehr weh, hier oder da?
Wohin strahlen die Schmerzen aus?

Bewegen Sie bitte das Bein, den Fuß, die Hand, den Arm, die Finger, den Kopf.
Schmerzt es, wenn ich hier bewege?

Machen Sie den Mund auf!
Strecken Sie die Zunge heraus!
Sagen Sie „A"!

Husten Sie!
Atmen Sie tief ein!
Halten Sie den Atem an!

Öffnen Sie die Augen!
Schließen Sie die Augen!

Machen Sie mir nach!

Ich muss Ihnen die Temperatur / den Blutdruck messen.
Ich muss Ihnen ein Elektrokardiogramm machen.

Physical Examination

Please take your clothes off.
Lie down, please.
Sit down here, please.

Show me where it hurts you!

Does it hurt, if I press here?
Tell me when it hurts.

Relax, let yourself completely loose.

Where does it hurt more, here or here?
Where do the pains radiate to?

Please move your leg, your foot, your hand, your arm, your finger, your head.
Does it hurt when I move here?

Open your mouth, please.
Show me your tongue.
Say "ah".

Cough.
Take a deep breath.
Hold your breath.

Open your eyes.
Close your eyes.

Do the same as I do.

I have to take your temperature / blood pressure.
I have to take an electrocardiogram.

Deutsch	Englisch
Ich muss Ihnen Blut zur Untersuchung abnehmen.	I have to take a blood sample.
Man muss Ihren Urin untersuchen.	Your urine has to be analysed.
Lassen Sie etwas Urin hier!	Leave some urine here please.

Diagnosemitteilung / Diagnosis

Deutsch	Englisch
Sie haben …	You have …
Sie haben nichts Schlimmes.	You have nothing serious.
Ihre Krankheit ist harmlos.	Your illness is trivial.
Sie werden sich bald erholen.	You will get better soon.
Sie haben keine harmlose Krankheit.	Your illness is serious.
Ihre Krankheit ist ansteckend.	You have an infectious disease.
Sie müssen ins Krankenhaus.	You must be admitted to hospital.
Ich muss Sie zum Spezialisten schicken.	Ich have to send you to a specialist.
Bringen Sie bitte einen Dolmetscher mit.	Bring an interpreter with you, please!
Sie müssen operiert werden.	You must have an operation.
Sie müssen sofort operiert werden, da Lebensgefahr besteht.	You must have an operation immediately, otherwise your life will be in danger.
Ihr Arm/Bein ist gebrochen, gestaucht, gezerrt.	Your arm/leg is broken, dislocated, sprained.
Sie haben einen Erguss im Gelenk.	You have fluid in the joint.
Sie brauchen einen Gips/einen elastischen Verband.	You need a cast(plaster)/an elastic bandage.
Ihr Blutzucker ist erhöht.	There is too much sugar in your blood.
Ihr Blutdruck ist zu hoch/zu tief.	You have high/low blood pressure.
Die Resultate der Blutuntersuchung sind normal.	The blood tests are normal.

Deutsch	Englisch
Sie sind schwanger.	You are pregnant.
Sie müssen Röntgenaufnahmen machen lassen.	You must be x-rayed.

Therapie und Verordnungen

Therapy, Prescriptions and Instructions

Deutsch	Englisch
Medikamente, Arzneimittel	medicine, drug
Ich gebe Ihnen ein Rezept.	I will give you a prescription.
Tropfen, Tabletten, Kapseln, Zäpfchen, Spritzen, Salbe	drops, tablets, capsules, suppositories, injections, cream (ointment)
alle … Stunden	every … hours
einmal täglich	once a day
jeden zweiten Tag	every other day
morgens, mittags, abends, nachts, vor dem Essen, nach dem Essen, während des Essens, vor dem Schlafgehen	in the morning, at noon, in the afternoon, at night, before meals, after eating, during meals, before going to sleep
ein Kaffeelöffel, ein großer Löffel	a teaspoonful, a tablespoonful.
mit Wasser, mit reichlich Wasser	with water, with a lot of water
Sie müssen die Tablette in etwas Wasser auflösen.	You have to dissolve the tablet in some liquid.
Sie müssen die Tablette schlucken.	You have to swallow the tablet.
Sie müssen die Tablette lutschen. Sie dürfen sie nicht zerkauen.	Dissolve the tablet in the mouth. You must not chew it.
Damit sollen Sie gurgeln.	This is to gargle.
Damit sollen Sie inhalieren.	This is to inhale.
Trinken Sie es nicht!	Don't drink it!
Nur äußerlich anzuwenden, auf die Haut.	For external use only on the skin.
Sie müssen die Haut täglich/zweimal täglich mit Salbe einreiben.	You have to apply ointment to the skin once/twice a day.
Sie dürfen den Verband nicht abnehmen.	You shouldn't take off the bandage.

Deutsch	Englisch
Sie können den Verband nachts abnehmen.	You can take off the bandage at night.
Machen Sie einen kalten/warmen Umschlag.	Make a cold/warm compress.
Sie müssen … mal täglich … Tropfen ins Auge geben.	You must put … drops … times a day into your eyes.
Essen Sie nichts.	Don't eat anything.
Trinken Sie viel!	Drink a lot.
Meiden Sie fettreiche Nahrung.	Avoid rich, fatty food.
Sie sollten abnehmen.	You should loose weight.
Halten Sie Diät.	Go on a diet.
Sie sollten nicht mehr rauchen.	You should give up smoking.
Ich muss Ihnen eine Spritze geben.	I have to give you an injection.
Ich muss Ihnen eine Einspritzung in die Vene/in den Oberschenkel/ins Gesäß/in den Arm/ins Gelenk machen.	I have to inject you in the vein/in the thigh/in the buttock/in the arm/in the joint.
Es wird nicht weh tun.	It will not hurt.
Sie müssen jeden Tag/jeden zweiten Tag zu einer Injektion kommen.	You have to come every day/every other day to get an injection.
Sie müssen zur Bestrahlung, Massage, Physiotherapie, Ergotherapie.	You need radiotherapy, massage, physiotherapy, ergotherapy.
Bleiben Sie im Bett!	Stay in bed.
Sie sollten sich im Bett möglichst ruhig verhalten.	You should stay in bed and remain as calm as possible.
Bewegen Sie sich auch im Bett, so viel Sie nur können!	Move yourself in bed as much as you are able.
Machen Sie alles, was Ihnen nicht weh tut.	Do everything you can that does not cause pain.
Sie dürfen das Bein nicht belasten.	You must not put weight on the leg.
Sie dürfen das Bein nur wenig (mit 10 kg) belasten. Kontrollieren Sie das, indem Sie den Fuß auf eine Wage stellen!	You must only put on a little weight (10 kg) on the leg. Control this by weighing yourself on a scale!

Deutsch	Englisch
Stehen Sie soviel wie möglich auf!	Stand up as much as possible!
Marschieren Sie täglich mehrmals!	You must take brisk walks several times daily.
Sie dürfen keinen Sport treiben.	You must not do any sport.
Sie sollten so viel wie möglich Treppen steigen, nicht Lift fahren.	You should take stairs as much as possible, do not go by the elevator.
Sie sollten keine schweren Lasten tragen.	You should not carry any heavy loads.
Sie sollten keine schweren Lasten heben.	You should not lift any heavy loads.
Kommen Sie in … Tagen/Wochen wieder.	Come back again in … days/weeks.
Kommen Sie morgen/übermorgen wieder.	Come back tomorrow/the day after tomorrow.
Kommen Sie nächsten Montag/Dienstag wieder.	Come back again next Monday/Tuesday …
Sie müssen wieder zur Kontrolle kommen.	You should come back again for a check-up.
Bringen Sie bitte einen Dolmetscher mit.	Bring an interpreter with you, please!
Messen Sie das Fieber!	Take your temperature.
Ich muss Sie krank melden.	I have to give you a medical certificate.
Gute Besserung!	I wish you a speedy recovery.

Krankheitsnamen

Names of Diseases

Abszess	abscess
Abtreibung	abortion
Aids	AIDS
Akne	acne
Allergie	allergy
Anämie	anemia
Angina	angina

Deutsch	Englisch
Angina pectoris	angina pectoris
Arteriosklerose	arteriosclerosis
Arthritis	arthritis
Asthma	asthma
Bänderverletzung	torn ligament
Bandscheibenschaden	discopathy
Bandwurm	tape-worm
Bauchspeicheldrüsenentzündung	pancreatitis
Bindehautentzündung	conjunctivitis
Blasenentzündung	cystitis
Blasensteine	bladder calculus
Blinddarmentzündung	appendicitis
Blutung	haemorrhage
Blutvergiftung	bloodpoisoning
Brand	gangrene
Bronchitis	bronchitis
Bruch	rupture, hernia
Darmentzündung	enteritis
Dermatose	dermatosis
Durchblutungsstörungen	bad circulation
Eierstockentzündung	inflammation of an ovary
Ekzem	eczema
Embolie	embolism
Entzündung	inflammation
Epilepsie	epilepsy
Erkältung	cold
Fluor	discharge
Furunkel	furuncle
Fußpilz	athlete foot
Gallenblasenentzündung	cholecystitis
Gallenkolik	biliary colic
Gallensteine	gallstone
Gebärmutterentzündung	inflammation of the womb
Gehirnerschütterung	concussion
Gelbfieber	yellow fever

Deutsch	Englisch
Gelbsucht	jaundice
Gelenkrheumatismus	articular rheumatism
Geschlechtskrankheiten	venereal diseases
Geschwür	ulcer
Gicht	gout
Gleichgewichtsstörungen	unsteady on your feet
Gonorrhö	gonorrhoea
Grippe	flu, influenza
Gürtelrose	herpes zoster
Hämorrhoiden	haemorrhoids / piles
Harnvergiftung	uraemia
Hautkrankheit	skin disease
Hepatitis	hepatitis
Herzinfarkt	cardiac infarction
Herzklappenfehler	problem with a heart valve
Herzkrankheit	cardiac disorder
Herzmuskelschwäche	myocardial insufficiency
Heufieber	hay fever
Hexenschuss	lumbago
Hirnhautentzündung	meningitis
Hirnschlag	cerebral stroke
Hodenbruch	scrotal hernia
Hodenentzündung	inflammation of the testicle
Hysterie	hysteria
Infarkt	infarct
Infektion	infection
Ischias	sciatica
Karies	caries
Katarrh	catarrh
Kehlkopfentzündung	laryngitis
Keuchhusten	whooping cough (pertussis)
Kinderlähmung	infantile paralysis (poliomyelitis)
Krampfadern	varicose veins
Krebs	cancer
Kreislaufschwäche	bad circulation
Kreislaufstörungen	circulation troubles
Kropf	goiter

Deutsch	Englisch
Lähmung	paralysis
Leistenbruch	inguinal hernia
Leukämie	leukemia
Lungenentzündung	pneumonia
Magen-Darmentzündung	gastroenteritis
Magengeschwür	ulcer
Magenschleimhautentzündung	gastritis
Magersucht	anorexia
Malaria	malaria
Mandelentzündung	tonsillitis
Masern	measles
Migräne	migraine
Mittelohrentzündung	inflammation of the middle ear
Mumps	mumps
Muskelrheumatismus	muscular rheumatism
Muskelriss	ruptured muscle
Nabelbruch	umbilical hernia
Nasenpolypen	nasal polyp
Nervenentzündung	neuritis
Nervöse Störung	nervous disturbance (ataxia)
Nesselfieber	urticaria
Neuralgie	neuralgia
Neurose	neurosis
Nierenbeckenentzündung	pyelitis
Nierenentzündung	nephritis
Nierenstein	renal calculus
Ödem	oedema
Ohrenentzündung	otitis
Peritonitis, Bauchfellentzündung	peritonitis
Phlegmone	phlegmon
Polytoxikomanie	politoxicomania
Prostataleiden	prostate trouble
Rachenentzündung	pharyngitis
Rachitis	rickets
Rheuma	rheumatism

Deutsch	Englisch
Rhinitis	rhinitis
Rippenfellentzündung, Pleuritis	pleurisy
Röteln	rubella (german measles)
Ruhr	dysentery
Sarkom	sarcoma
Scharlach	scarlet fever
Schnupfen	cold/coryza
Schwindel	vertigo
Sehnenscheidenentzündung	tendosynovitis
Sepsis	sepsis
Star, grauer	cataract
Starrkrampf (Tetanus)	tetanus
Stirnhöhlenentzündung	sinusitis
Syphilis	syphilis
Tollwut	rabies (hydrophobia)
Tuberkulose	tuberculosis
Tumor (gutartig, bösartig)	tumour (benign/malignant)
Typhus	typhoid fever
Venenentzündung	phlebitis
Verbrennung	burn
Vergiftung	poisoning
Verrenkung	luxation
Verstauchung	dislocation
Wasserkopf	hydrocephalus
Windpocken	chickenpox
Wundinfektion	infected wound
Würmer	worms
Zahnfleischentzündung	gingivitis
Zuckerkrankheit	diabetes
Zwölffingerdarmgeschwür	duodenal ulcer
Zirrhose	cirrhosis

Symptome und Fachausdrücke

Symptoms and Technical Vocabulary

Abmagerung	emaciation
Akut	acute
Anästhesie, Anästhetikum	anaesthesia/anaesthetic
Antibiotikum	antibiotic
Appetitlosigkeit	anorexia
Atembeschwerden	difficulty in breathing
Atemgeruch	bad breath
Atmung, künstliche Atmung	respiration, artifical respiration
Aufstoßen	burp, belch, eructation
Ausschlag	eruption / rash
Bauchkrampf	abdominal cramp
Bauchweh	pain in the abdomen (bellyache)
Beißen	itching
Blähungen	wind
Blasengries	urinary gravel
Blasenkatheter	catheter
Blut	blood
Blutbild	blood-picture
Blutdruck (hoher, niedriger)	blood pressure (high / low)
Blutdrucksenkung	lowering of blood pressure
Blutdrucksteigerung	raising of blood pressure
Blutprobe	blood test
Blutsenkung	blood sedimentation
Bluttransfusion	blood transfusion
Brandblase	blister
Brandwunde	burn
Brechreiz	nausea
Chronisch	chronic
Darmentleerung	defaecation
Diät	diet
Druckgefühl	sensation of pressure
Durchfall	diarrhoea

Deutsch	Englisch
Eiter	matter, pus
Eiterbläschen	pustule
Eiterung	festering, suppuration
Epidemie	epidemic disease
Erbrechen	to vomit
Erfrieren	to freeze to death
Erkältung, sich erkälten	to catch a cold
Ertrinken	to drown
Fasten	to fast
Fehlgeburt	miscarriage
Fieber	fever
Flimmern vor den Augen	flickering of the visual image
Frieren	to freeze
Frösteln	to shiver
Frühgeburt	premature birth
Galle	bile
Gebiss, Zahnprothese	denture
Geburt	delivery / childbirth
Geburtswehen	labour-pains
Gelenkschmerzen	pains in the joints (joint ache)
Geschlechtsreife	sexual maturity
Geschwulst	tumour
Gesichtsfarbe	colour of the face
Haarausfall	loss of hair, alopecia
Halsschmerz	sore throat
Halsstarre, steifer Hals	wryneck, stiff neck
Harn	urine
Harndrang	urge to pass water
Harnsäure	uric acid
Harnstoff	urea
Harnverhaltung	urine retention
Hautfarbe	skin colour
Hautrötung	erythema
Heiserkeit	hoarseness
Herzasthma	cardiac asthma
Herzklopfen	palpitations
Husten	cough

Deutsch	Englisch
Impfung	inoculation
Impotenz	impotence
Jucken	itch
Kaiserschnitt	caesarean section
Knoten	node, tubercle, ganglion, lump
Komplikation	complication
Kolik	colic
Kollaps	collapse
Kongestion	congestion
Krämpfe	cramps, convulsions
Krank	ill
Krankheit	illness
Kreislauf	circulation
Kribbeln	to have pins and needles in, tingling sensation
Kur	treatment
Leberfunktion	liver function
Lungenblutung	hemoptysis (pulmonary hemorrhage)
Magenbrennen	acidity in the stomach, heart burn
Magendrücken	pressure on the stomach
Magensaft	gastric juice
Magensäure	hydrochloric acid
Magenspülung	gastric lavage
Menopause	menopause
Menstruation	menstruation/period
Milchgebiss	milk teeth
Müdigkeit	tiredness
Muskelkater	sore muscles
Narbe	scar
Nasenbluten	nosebleed
Nervenzusammenbruch	nervous breakdown
Nervosität	nervousness
Nierenkolik	renal colic
Nierenzysten	renal cyst
Niesen	to sneeze

Deutsch	Englisch
Ohnmacht	fainting
Ohrenschmerzen	earache
Periodenschmerzen	period pains
Punktion	puncture
Quetschung	bruise/contusion
Reißen (in den Gliedern)	racking pains/rheumatic pains
Reizbarkeit	irritability
Reizhusten	dry cough
Rekonvaleszenz	convalescence
Rückfall	relapse
Schlaflosigkeit	insomnia/sleeplessness
Schmerzen	pains
Schock	shock
Schüttelfrost	shivers/chills
Schwäche	weakness/debility
Schwangerschaft	pregnancy
Schweiß	perspiration, sweat
Schwere Beine	heavy legs
Sehstörung	defective vision
Sodbrennen	heartburn
Sonnenstich	sunstroke
Spastisch	spastic
Speichel	saliva
Stich	stitch
Stoffwechsel	metabolism
Stoffwechselstörung	metabolic disturbance
Stuhl	faeces/stool
Stuhlgang	defaecation
Therapie	therapy
Thermometer	thermometer
Thrombose	thrombosis
Transfusion	transfusion
Tremor	tremor
Übelkeit	queasiness

Deutsch	Englisch
Unfall	accident
Unterleibsschmerzen	lower abdominal pains
Verdauung	digestion
Verstopfung	constipation
Wachstum	growth
Wallungen	menopausal flush
Wunde	wound
Zahnfüllung	filling
Zahnpflege	dental care
Zahnschmerz	toothache
Zyste	cyst

Anatomie — Anatomy

Deutsch	Englisch
Arm	arm
Arterie	artery
Auge	eye
Augenlid	eyelid
Band	ligament
Bandscheibe	intervertebral disk
Bauch	belly/abdomen
Becken	pelvis
Bein	leg
Blinddarm	appendix
Brust	breast
Brustkorb	chest (thorax)
Darm	intestine (bowel)
Daumen	thumb
Dickdarm	colon
Drüsen	glands
Dünndarm	small intestine
Eierstöcke	ovary
Ellbogen	elbow

Deutsch	Englisch
Ferse	heel
Finger	finger
Fuß	foot
Fußgelenk	ankle joint
Fußknöchel	ankle
Gallenblase	gall bladder
Gaumen	palate
Gebärmutter	womb
Gehirn	brain
Gelenk	joint articulation
Haar	hair
Hals	neck
Hand	hand
Handgelenk	wrist
Harnblase	urinary bladder
Harnröhre	urethra
Haut	skin
Herz	heart
Hoden	testicles
Hüftgelenk	hip-joint
Kehlkopf	larynx
Kiefer	jaw
Knie	knee
Kniegelenk	knee joint
Knochen	bone
Kopf	head
Leber	liver
Lippe	lip
Lunge	lung
Lymphknoten	lymphatic node
Magen	stomach
Mandeln	tonsils
Milz	spleen
Mund	mouth
Muskel	muscle

Deutsch	Englisch
Nabel	navel
Nacken	nape
Nagel	nail
Nase	nose
Nerv	nerve
Niere	kidney
Oberschenkel	thigh
Ohr	ear
Prostata	prostata
Rachen	throat
Rippen	ribs
Rücken	back
Rückenmark	spinal cord
Scheide	vagina
Schlüsselbein	collar-bone
Schulter	shoulder
Schultergürtel	shoulder girdle
Sehne	tendon
Stimmbänder	vocal chords
Stirn	forehead/brow
Stirnhöhle	frontal sinus
Unterarm	forearm
Vene	vein
Wirbel	vertebra
Wirbelsäule	vertebral column
Zahn, Zähne	tooth, teeth
Zahnfleisch	gum
Zehe	toe
Zunge	tongue
Zwölffingerdarm	duodenum

Zahlen / Numbers

Deutsch	Englisch
eins	one
zwei	two
drei	three
vier	four
fünf	five
sechs	six
sieben	seven
acht	eight
neun	nine
zehn	ten
zwanzig	twenty
dreißig	thirty
vierzig	forty
fünfzig	fifty
sechzig	sixty
siebzig	seventy
achtzig	eighty
neunzig	ninety
hundert	hundred
tausend	thousand
erste	first
zweite	second
dritte	third
einmal	once
zweimal	twice
dreimal	three times
ein Viertel	a quarter
ein Drittel	a third
ein Halb	a half
ein Ganzes	a whole/an entire

Zeit

heute	today
morgen	tomorrow
übermorgen	day after tomorrow
gestern	yesterday
vorgestern	day before yesterday
diese Woche	this week
nächste Woche	next week
letzte Woche	last week
bald	soon
später	later
vor kurzem	a short time ago
während kurzer Zeit	during a short period
vor langer Zeit	a long time ago
während langer Zeit	during a long period
am Morgen	in the morning
am Mittag	at noon
am Nachmittag	in the afternoon
am Abend	in the evening
in der Nacht	at night
Tag, Tage	day, days
Stunde, Stunden	hour, hours
Minute, Minuten	minute, minutes
Sekunde, Sekunden	second, seconds

Wochentage: Montag, Dienstag, Mittwoch, Donnerstag, Freitag, Samstag, Sonntag

Week Days: Monday, Tuesday, Wednesday, Thursday, Friday, Saturday, Sunday

Monate: Januar, Februar, März, April, Mai, Juni, Juli, August, September, Oktober, November, Dezember

Months: January, February, March, April, May, June, July, August, September, October, November, December

Jahreszeiten: Frühling, Sommer, Herbst, Winter

Seasons: spring, summer, fall, winter

Deutsch	Englisch
Farben	**Colours**

weiß	white
gelb	yellow
rot	red
rosa	pink
braun	brown
grün	green
blau	blue
schwarz	black

Lokalisation	**Location**

oben	up
unten	down
rechts	on the right hand side
links	on the left hand side
hinten	behind
vorne	in front
seitlich	at the side

Französisch / Français

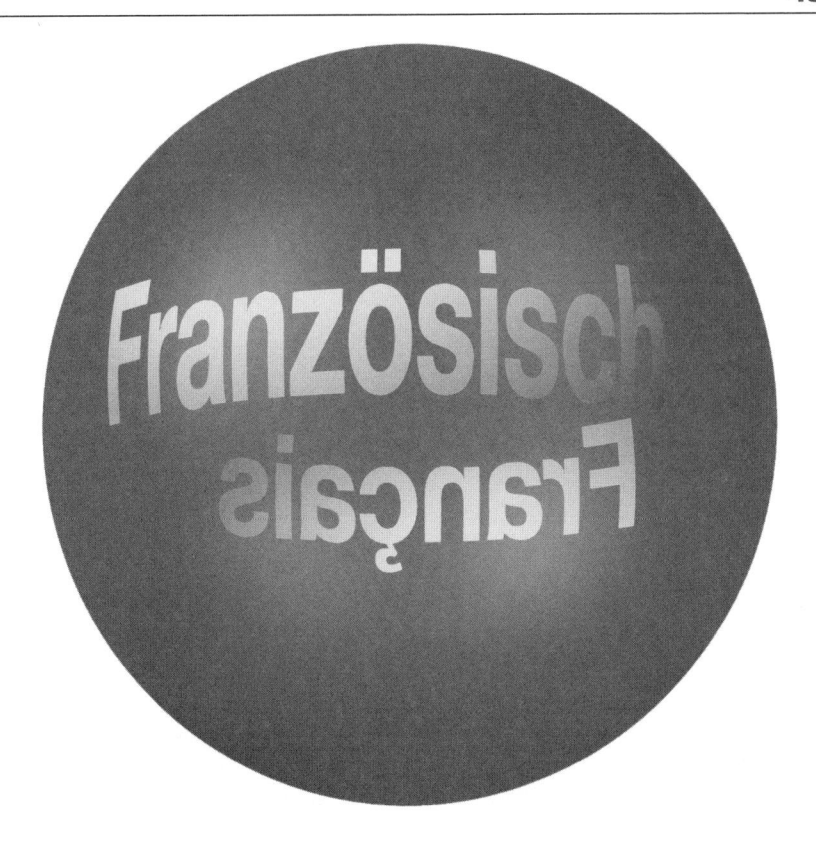

Grußformeln und Allgemeines	47	Pädiatrie	60
Angaben zur Person	48	Unfälle	61
Familienanamnese	48	Statusaufnahme	61
Persönliche Anamnese	49	Diagnosemitteilung	62
Arbeitsplatz-Anamnese	52	Therapie und Verordnungen	63
Jetziges Leiden: Allgemeines	53	Krankheitsnamen	66
Kardiovaskuläres System	55	Symptome und Fachausdrücke	70
Respirationstrakt	56	Anatomie	75
Magen-Darm-Trakt	57	Zahlen	77
Harnwege	58	Zeit	78
Nervensystem	58	Farben	79
Gynäkologie	59	Lokalisation	80

| Deutsch | Französisch |

Grußformeln und Allgemeines

Salutations et généralités

Guten Tag!   Bonjour!
Guten Abend!   Bonsoir!
Gute Nacht!   Bonne nuit!
Auf Wiedersehen!   Au revoir!

Herr   Monsieur
Frau   Madame

bitte   s'il vous plaît
danke, vielen Dank   merci, merci bien
Entschuldigen Sie!   Pardon! Excusez-moi!

sehr gut   très bien
ja   oui
nein   non

Ich habe Sie nicht verstanden.   Je n'ai pas compris.
Wiederholen Sie bitte langsam.   Répétez lentement, s'il vous plaît.
Ich verstehe.   Je comprends.
Verstehen Sie?   Est-ce que vous me comprenez?

Schreiben Sie es bitte hier auf.   Notez-le ici, s'il vous plaît.

Sind Sie von einem Dolmetscher begleitet?   Êtes-vous accompagné par un interprète?
Bringen Sie bitte einen Dolmetscher mit.   Amenez avec vous une personne qui puisse servir d'interprète.

Setzen Sie sich bitte.   Prenez place, s'il vous plaît.
Gehen Sie bitte ins Wartezimmer.   Allez à la salle d'attente, s'il vous plaît.

Gute Besserung!   Bon rétablissement!

Deutsch	Französisch
Angaben zur Person	**Renseignements personnels**
Name, Vorname	nom, prénom
Geburtsdatum	date de naissance
Alter	âge
Geburtsort	lieu de naissance
Adresse	adresse
Telephonnummer	numéro de téléphone
verheiratet, ledig, verwitwet, geschieden	marié, célibataire, veuf/veuve, divorcé
Kinderzahl	nombre d'enfants
Beruf	profession
Arbeitsort	lieu de travail
Arbeitgeber	employeur
Welche Krankenkasse?	Quelle est votre caisse-maladie?
Welche Unfallversicherung?	Quelle est votre assurance-accidents?
Wie lange wohnen Sie hier?	Depuis combien de temps est-ce-que vous habitez ici?
Wie heißt Ihr Hausarzt?	Comment s'appelle votre médecin de famille?
Unterschreiben Sie bitte hier.	Signez ici, s'il vous plaît!
Familienanamnese	**Antécédents familiaux**
Vater	père
Mutter	mère
Sohn	fils
Tochter	fille
Bruder	frère
Schwester	sœur
Ehemann	mari
Ehefrau	épouse

Deutsch	Französisch
Cousin, Cousine	cousin, cousine
Onkel	oncle
Tante	tante
Neffe	neveu
Nichte	nièce
Großvater	grand-père
Großmutter	grand-mère
Verwandte	parents

Lebt Ihr Vater/Ihre Mutter noch? — Votre père/mère vit-il/-elle encore?
Wie alt ist Ihr Vater/Ihre Mutter? — Quel âge a votre père/mère?
Wieviele Geschwister haben Sie? — Combien de frères et sœurs avez-vous?

Leben sie alle noch? — Sont-ils tous vivants?
Sind sie alle gesund? — Sont-ils tous en bonne santé?
Kommen irgendwelche Krankheiten in Ihrer Familie häufig vor? — Est-ce qu'il y a des maladies qui sont fréquentes dans votre famille?

Sind Ihnen in Ihrer Familie Fälle von Zuckerkrankheit, Tuberkulose, Bluthochdruck, Herzinfarkt, Drüsenkrankheiten, Allergien, Stoffwechselstörungen, Krebs, Geisteskrankheiten, Epilepsie bekannt? — Est-ce que vous connaissez dans votre famille des cas de diabète, de tuberculose, d'hypertension artérielle, d'infarctus cardiaque, de maladies des glandes (endocrines ou hormones), d'allergies, de maladies du métabolisme, de cancer, de maladies des nerfs, d'épilepsie?

Haben Sie Kinder? — Est-ce que vous avez des enfants?
Wieviele? — Combien?
Wie alt sind sie? — Quel âge ont-ils?

Persönliche Anamnese — Antécédents personnels

Waren Sie kürzlich bei einem Arzt in Behandlung? Wegen was? — Avez-vous été sous traitement médical dernièrement? Pourquoi?
Waren Sie schon einmal im Spital? Wann? Was hatten Sie? — Avez-vous déjà été à l'hôpital? Quand? Pourquoi?
Wurden Sie operiert? — Avez-vous été opéré?

Deutsch	Französisch
Haben Sie schwere Krankheiten durchgemacht? Welche?	Est-ce que vous avez eu des maladies graves? Lesquelles?
Infektionskrankheiten: Tuberkulose, Typhus, Cholera, Amöbenruhr, Malaria, Schlafkrankheit, Geschlechtskrankheiten, Hepatitis A/B/C, Aids (HIV-Infektion)	Infections: tuberculose, typhus, choléra, dysentrie amibienne, paludisme, maladie du sommeil, maladies vénériennes, hépatite A/B/C, Sida (infection HIV)
Wo sind sie aufgewachsen?	Où avez-vous passé votre enfance?
Welche Kinderkrankheiten haben Sie durchgemacht?	Quelles maladies avez-vous déjà eu dans votre enfance?
Masern, Mumps, Röteln, Scharlach, Windpocken, Diphterie, Keuchhusten, Kinderlähmung	rougeole, oreillons, rubéole, scarlatine, varicelle, diphtérie, coqueluche, paralysie infantile
Wurden Sie in den letzten Jahren geimpft?	Avez-vous été vacciné dernièrement?
Gegen was sind Sie geimpft?	Contre quoi êtes-vous vacciné?
Sind Sie geimpft gegen: Tetanus, Kinderlähmung, Diphterie, Keuchhusten, Masern, Röteln, Hirnhautentzündung, Hepatitis A/B, Gelbfieber, Cholera?	Êtes-vous vacciné contre le tétanos, la polio, la diphtérie, la coqueluche, la rougeole, la rubéole, les oreillons, la méningite, l'hépatite A/B, la fièvre jaune, le choléra?
Haben Sie Bluttransfusionen bekommen?	Avez-vous reçu des transfusions de sang?
Üben Sie ungeschützten Geschlechtsverkehr aus, d.h. ohne Kondom?	Avez-vous des relations sexuelles non protégées, c'est-à-dire sans préservatif?
Verkehren Sie mit einem Partner, oder wechseln Sie den Partner häufig? Wie häufig?	Avez-vous des relations stables avec un seul partenaire ou changez-vous souvent de partenaire? A quelle fréquence?
Waren Sie in den Tropen? Wann? Wo genau?	Avez-vous déjà été dans une zone tropicale? Quand? Où exactement?
Haben Sie eine Malariaprophylaxe durchgeführt? Wenn ja, womit?	Avez-vous pratiqué une prophylaxie de la malaria? Si oui, avec quoi?
Sind Sie von Zecken gebissen worden? Hat das irgendwelche Folgen gehabt?	Avez-vous été piqué par des tiques? Y-a-t'il eu des suites quelconques?

Deutsch	Französisch
Nehmen Sie jetzt irgendwelche Medikamente? Welche?	Prenez-vous des médicaments actuellement? Lesquels?
Haben Sie den Eindruck, dass sie etwas nutzen?	Avez-vous l'impression qu'ils vous font du bien?
Nehmen Sie Ihre Medikamente regelmäßig?	Prenez-vous vos médicaments régulièrement?
Nehmen Sie Drogen?	Prenez-vous des drogues?
Welche: Haschisch, Marihuana, Kokain (Koks), Heroin, Amphetamine (Speed), Ecstasy, Methadon, LSD oder irgendwelche anderen?	Lesquelles: haschisch, marijuana, cocaïne, héroïne, amphétamines, ecstasy, méthadone, LSD, ou toute autre drogue?
Rauchen oder sniffen Sie diese Drogen, oder spritzen Sie sie?	Est-ce que vous les fumez, sniffez (inhalez) ou injectez?
Nehmen Sie diese Drogen täglich oder sporadisch?	Prenez-vous ces drogues chaque jour ou seulement de temps en temps?
Sind Sie an diese Drogen so gewöhnt, dass Sie nicht mehr ohne sie leben möchten?	Est-ce que vous êtes habitué aux drogues au point de ne plus pouvoir vivre sans elles?
Haben Sie schon einmal eine Entziehungskur durchgemacht? Wieviele? Wann?	Avez-vous déjà subi une cure de sevrage (désintoxication)? Combien, quand?
Nehmen Sie regelmäßig Kopfwehtabletten oder andere Schmerz- oder Beruhigungsmittel?	Prenez-vous régulièrement des tablettes contre les maux de tête, ou d'autres anti-douleurs ou calmants?
Rauchen Sie?	Fumez-vous?
Wieviele Zigaretten / Pfeifen / Zigarren pro Tag?	Combien de cigarettes, de pipes, de cigares par jour?
Was trinken Sie? Bier, Wein, Schnaps?	Que buvez-vous? de la bière, du vin, de l'eau-de-vie?
Wie viel davon trinken Sie?	Combien en buvez-vous?
Haben Sie eine Allergie? Worauf?	Êtes-vous allergique? A quoi?
Sind Sie allergisch auf Nahrungsmittel, Medikamente (zum Beispiel Antibiotika), Insekten-	Êtes-vous allergique à des aliments, à des médicaments (par exemple des antibiotiques), ou aux piqûres

Deutsch	Französisch
stiche, Pflanzenpollen oder Hausstaub?	d'insectes, aux pollens ou aux poussières de maison (acariens)?
Haben Sie Hautausschläge?	Avez-vous des éruptions cutanées (boutons)?
Haben Sie Asthma?	Êtes-vous asthmatique?
Haben Sie schon einmal einen Schock durchgemacht? Mussten Sie hospitalisiert werden?	Avez-vous déjà une fois eu un choc (collapsus)? A-t'on dû vous hospitaliser?
Kommen diese Krankheiten in Ihrer Familie oft vor?	Est-ce que ces maladies surviennent fréquemment dans votre famille?
Kennen Sie die Ursache oder die auslösende Substanz?	Connaissez-vous leurs causes ou les facteurs déclenchants?
Haben Sie Haustiere: Katze, Hund, Vögel?	Avez-vous des animaux domestiques: chat, chien, oiseaux?

Arbeitsplatz-Anamnese

Anamnèse professionnelle

Arbeiten Sie zur Zeit?	Travaillez-vous actuellement?
Ist es eine schwere körperliche Arbeit?	Est-ce que ce travail demande un grand effort physique?
Haben Sie Ihren Militärdienst geleistet?	Êtes-vous astreint au service militaire?
Geht es Ihnen an Ihrem Arbeitsplatz gut? Warum nicht?	Vous sentez-vous bien dans votre lieu de travail? Pourquoi pas?
Sind Sie jetzt giftigen oder krebserzeugenden Substanzen am Arbeitsplatz ausgesetzt? War das früher der Fall?	Est-ce que vous êtes maintenant exposé à des substances toxiques ou cancérigènes à votre poste de travail? Etait-ce le cas précédemment?
Müssen Sie spezielle Vorsichtsmaßnahmen treffen?	Devez-vous prendre des précautions spéciales?
Tragen Sie eine Maske, einen Schutzanzug, spezielle Handschuhe, eine Brille?	Portez-vous un masque, une combinaison de protection, des gants spéciaux, des lunettes de protection?

Deutsch	Französisch
Arbeiten Sie den ganzen Tag am Bildschirm?	Travaillez-vous tout le jour à l'écran?
Fühlen Sie sich am Arbeitsplatz unter Druck gesetzt?	Vous sentez-vous mis sous pression à votre travail?

Jetziges Leiden: Allgemeines

Maladie actuelle : Généralités

Deutsch	Französisch
Welche Beschwerden haben Sie?	De quoi vous plaignez-vous?
Haben Sie Kopfschmerzen?	Avez-vous mal à la tête?
Brustschmerzen	mal à la poitrine
Bauchschmerzen	mal au ventre
Schmerzen an den Beinen, Füßen, Händen, Armen	mal aux jambes, aux pieds, aux mains, aux bras
Halsschmerzen	mal au cou
Ohrenschmerzen	mal aux oreilles
Rückenschmerzen	mal au dos
Nierenschmerzen	mal aux reins
Schluckbeschwerden	des difficultés pour avaler
Verdauungsstörungen: Durchfall, Verstopfung, Blähungen, Magenbrennen, Sodbrennen	des troubles digestifs: diarrhée, constipation, flatulences, acidité gastrique, renvois acides
Brechreiz	envie de vomir
Appetitverlust	manque d'appétit
Atembeschwerden	des troubles respiratoires
Schwierigkeiten beim Wasserlassen	des difficultés pour uriner
Brennen beim Wasserlassen	des brûlures quand vous urinez
Schlafstörungen	des troubles du sommeil
Schwindel	des vertiges
Bewusstseinsstörungen	des évanouissements
Fühlen Sie sich schwer krank?	Avez-vous l'impression d'être gravement malade?
Seit wann haben Sie diese Beschwerden?	Depuis quand avez-vous ces troubles?
Sind diese Schmerzen früher schon einmal aufgetreten? Wann?	Avez-vous déjà eu ces problèmes dans le passé? Quand?

Deutsch	Französisch
Wo haben Sie Schmerzen?	Où avez-vous mal?
Zeigen Sie mir, wo es Ihnen weh tut.	Montrez-moi où vous avez mal!
Wie sind die Schmerzen: stark, mäßig, schwach, lokalisiert, diffus, ausstrahlend, dumpf, stechend, andauernd, krampfartig, bohrend, brennend, elektrisierend?	Comment sont les douleurs: fortes, moyennes, légères, localisées, diffuses, irradiées, oppressives, aiguës, constantes, spasmodiques, perforantes, brûlantes, électrisantes?
Würden Sie bitte die Schmerzintensität auf einer Skala zwischen null und zehn mit einer Zahl bezeichnen? Dabei bedeutet null „keine Schmerzen" und zehn „nicht mehr aushaltbare Schmerzen".	Pouvez-vous s'il vous plaît traduire par un chiffre l'intensité de la douleur dans une échelle de zéro à dix? Zéro veut dire «pas de douleur» et dix signifie «des douleurs insupportables».
Treten die Schmerzen im Zusammenhang mit einer bestimmten Tätigkeit auf?	Les douleurs surviennent-t-elles en rapport avec une certaine activité?
Wann treten die Beschwerden auf: morgens, abends, nachts, tagsüber, nach dem Essen, vor dem Essen, beim Gehen, beim Stehen, beim Sitzen, beim Liegen, beim Bewegen, beim Bücken, beim Aufstehen, beim Heben, nach Anstrengungen?	Quand est-ce que les troubles apparaissent: le matin, le soir, la nuit, pendant le jour, après les repas, avant les repas, en marchant, en étant debout, en étant assis, en étant étendu, en bougeant, en vous baissant, en vous levant, en levant quelque chose de lourd, après un effort?
Treten die Beschwerden in irgendeinem Zusammenhang auf? In welchem?	Les troubles apparaissent-ils en relation avec quelque chose? Avec quoi?
Sind die Beschwerden in der letzten Zeit schlimmer geworden? Seit wann? Welche vor allem?	Les douleurs se sont-elles aggravées dernièrement? Depuis quand? Lesquelles surtout?
Haben Sie Fieber? Seit wann? Wie hoch?	Avez-vous de la fièvre? Depuis quand? Combien?
Hatten Sie Schüttelfrost?	Avez-vous eu des frissons?
Schwitzen Sie viel?	Transpirez-vous beaucoup?
Können Sie gut schlafen?	Est-ce que vous dormez bien?

Deutsch	Französisch
Fühlen Sie sich in der letzten Zeit müder als sonst?	Étiez-vous dernièrement plus fatigué qu'auparavant?
Sind Sie übermäßig durstig?	Avez-vous plus soif que d'habitude?

Kardiovaskuläres System

Système cardiovasculaire

Haben Sie Schmerzen in der Brust? Wie häufig?
Wann treten die Schmerzen auf? Nach Anstrengung? Ohne Anstrengung?
Wie lange dauern sie?
Sind die Schmerzen atemabhängig?

Avez-vous des douleurs dans la poitrine? Quelle est leur fréquence?
Quand ressentez-vous les douleurs? Après un effort? Sans relation avec un effort?
Combien de temps durent-elles?
Les douleurs dépendent-elles de la respiration?

Können Sie gut Treppen steigen?

Pouvez-vous bien monter les escaliers?

Wieviele Kissen brauchen Sie zum Schlafen?
Haben Sie Herzklopfen nach einer Anstrengung?
Tritt das Herzklopfen auch auf, wenn Sie sich nicht anstrengen?

De combien de coussins vous servez-vous pour dormir?
Avez-vous des palpitations? Après un effort?
Avez-vous aussi des palpitations sans avoir fait un effort?

Wie ist Ihr Blutdruck: tief, hoch, normal?
Haben Sie ab und zu geschwollene Füße und Beine?
Tritt das vor allem am Abend auf?
Sind Ihre Beine immer geschwollen?

Votre tension artérielle est-elle: haute/basse/normale?
Avez-vous parfois les jambes ou les pieds enflés?
Surtout le soir?
Vos jambes sont-elles toujours enflées?

Haben Sie Beschwerden in den Waden?
Haben Sie Schmerzen in den Beinen? Wann? In welchem Bein? Im rechten, im linken, in beiden?

Avez-vous des douleurs dans les mollets?
Avez-vous des douleurs dans les jambes? Quand? Dans quelle jambe? Dans la droite, dans la gauche, dans les deux?

Deutsch	Französisch
Tritt der Schmerz auf, ohne dass Sie sich bewegen?	Est-ce que vous sentez aussi les douleurs quand vous restez immobile?
Tritt der Schmerz beim Gehen auf?	Sentez-vous des douleurs lorsque vous marchez?
Wird der Schmerz schlimmer, bis Sie anhalten müssen? Wird er dann erträglicher?	Les douleurs deviennent-elles toujours plus fortes, jusqu'au moment où vous devez vous arrêter? Deviennent-elles plus supportables après la pause?
Wird der Schmerz erträglicher nach einigen Bewegungen?	Est-ce que les douleurs deviennent plus supportables après quelques mouvements?
Haben Sie häufig Ameisenlaufen in einem Fuß, Bein, Hand, Arm?	Avez-vous souvent des fourmillements dans un pied, une jambe, une main, un bras …?
Haben Sie öfter Nasenbluten?	Votre nez saigne-t-il souvent?

Respirationstrakt

Système respiratoire

Haben Sie häufig Atemnot?	Avez-vous souvent des troubles respiratoires?
Tritt die Atemnot plötzlich auf? Tritt sie nach Anstrengungen auf? Während der Nacht?	Ces troubles respiratoires apparaissent-ils tout à coup? Apparaissent-ils après un effort? Pendant la nuit?
Leiden Sie an Asthma?	Avez-vous de l'asthme?
Müssen Sie husten?	Avez-vous de la toux?
Haben Sie Auswurf?	Avez-vous des expectorations?
Müssen Sie spucken?	Devez-vous expectorer?
Wie sieht der Auswurf aus: schleimig, flüssig, weiß, gelb, grün, braun, blutig, schwarz?	Quel aspect ont les expectorations: muqueux, liquide, blanc, jaune, vert, brun, avec du sang, noir?
Sind Sie erkältet?	Êtes-vous enrhumé?
Erkälten Sie sich oft?	Est-ce que vous vous enrhumez facilement?

Deutsch	Französisch
Haben Sie dabei Halsschmerzen?	Dans ces cas, avez-vous mal à la gorge?

Magen-Darm-Trakt / Système digestif

Deutsch	Französisch
Haben Sie guten Appetit?	Avez-vous bon appétit?
Können Sie alles essen?	Pouvez-vous manger de tout?
Was können Sie nicht essen? Warum?	Qu'est-ce que vous ne pouvez pas manger? Pourquoi?
Haben Sie dabei Beschwerden?	Est-ce que cela vous cause des ennuis?
Haben Sie irgendwelche Beschwerden nach dem Essen: Magenbrennen, Sodbrennen, Krämpfe, Blähungen, Übelkeit?	Est-ce que vous avez des difficultés après les repas: de l'acidité gastrique, des brûlures d'estomac, des crampes, de la flatulence, des nausées?
Haben Sie ein Völlegefühl?	Est-ce que vous avez une impression de gonflement?
Haben Sie Brechreiz?	Avez-vous des nausées?
Müssen Sie erbrechen?	Est-ce que cela vous fait vomir?
Wie sieht das Erbrochene aus: gelb, blutig, dunkelbraun (Kaffeesatz), mit Galle (bitter)?	Quel aspect ont les vomissements: jaune, avec du sang, brun foncé (marc de café), avec de la bile (amer)?
Nehmen Sie Ihre Mahlzeiten regelmäßig ein?	Prenez-vous vos repas à des heures régulières?
Haben Sie an Gewicht zugenommen/abgenommen?	Est-ce que vous avez gagné/perdu du poids?
Bleibt Ihr Gewicht konstant?	Votre poids reste-t-il constant?
Können Sie gut schlucken?	Est-ce que vous pouvez bien avaler?
Haben Sie regelmäßig Stuhlgang?	Allez-vous régulièrement à selle?
Wie ist der Stuhl: normal, flüssig, hart, schwarz, braun, gelb, blutig?	Vos selles sont-elles normales, liquides, dures, noires, brunes, jaunâtres, avec du sang?
Nehmen Sie Abführmittel?	Est-ce que vous prenez des laxatifs?

Deutsch	Französisch

Harnwege / Système urogénital

Haben Sie Schmerzen in der Nierengegend?	Avez-vous des douleurs au niveau des reins?
Haben Sie Schwierigkeiten beim Wasserlassen?	Avez-vous des difficultés en urinant?
Brennt es beim Wasserlassen?	Avez-vous des brûlures quand vous urinez?
Müssen Sie häufiger Wasser lassen als früher?	Devez-vous uriner plus fréquemment qu'avant?
Müssen Sie während der Nacht Wasser lassen? Wieviel Mal?	Devez-vous uriner pendant la nuit? Combien de fois?
Hat der Urin einen ungewöhnlichen Geruch?	L'urine a-t-elle une odeur inhabituelle?
Hat der Urin eine ungewöhnliche Farbe: braun, rot?	L'urine a-t-elle une couleur anormale: brune, rouge?

Nervensystem / Système nerveux

Fühlen Sie sich nervös / entspannt?	Vous sentez-vous nerveux / détendu?
Haben Sie irgendwo eine Lähmung? Wo? Seit wann?	Êtes-vous paralysé à un certain endroit? Où? Depuis quand?
Können Sie überall gut spüren?	Est-ce que vous êtes normalement sensible partout?
Wo ist dieser Gefühlsausfall?	A quel endroit ne sentez-vous rien?
Können Sie gut riechen?	Est-ce que vous avez de l'odorat?
Können Sie gut schmecken?	Est-ce que vous sentez le goût des aliments que vous prenez?
Können Sie gut sehen?	Est-ce que vous voyez bien?
Sind Sie kurzsichtig / weitsichtig?	Est-ce que vous êtes myope / hypermétrope?
Sehen Sie trüb?	Est-ce que vous voyez trouble?

Deutsch	Französisch
Haben Sie manchmal Flimmern vor den Augen?	Est-ce que vous avez parfois des éblouissements?
Können Sie gut hören?	Est-ce que vous entendez bien?
Spüren Sie manchmal Ohrensausen?	Est-ce que vous avez parfois des bourdonnements d'oreille?
Haben Sie Schwindel?	Est-ce que vous avez des vertiges?
Haben Sie einmal das Bewusstsein verloren? Wann? Wie oft?	Est-ce que vous avez des pertes de connaissance? Quand? Combien de fois?
Merken Sie, wenn es kommt?	Vous rendez-vous compte quand cela va venir?
Kommt es plötzlich?	Est-ce que cela vient tout à coup?
Können Sie sich erinnern, was gerade vor der Ohnmacht geschehen ist?	Est-ce que vous vous souvenez de ce qui s'est passé juste avant l'évanouissement?
Haben Sie sich dabei verletzt?	Est-ce que vous vous êtes blessé?

Gynäkologie / Gynécologie

Deutsch	Französisch
Wann hatten Sie die erste Periode?	Quand est-ce que vous avez eu vos premières règles?
Haben Sie schon die Menopause gehabt?	Est-ce que vous avez déjà passé la ménopause?
Wann war Ihre letzte Periode?	Quand avez-vous eu vos dernières règles?
Haben Sie Ihre Periode regelmäßig? In welchen Zeitabständen? Wie lange dauern die Blutungen?	Vos règles viennent-elles régulièrement? Quels sont les intervalles? Combien de jours durent vos règles?
Haben Sie starke Blutungen?	Est-ce que vos règles sont abondantes?
Haben Sie Schmerzen während der Periode? Sind die Schmerzen stark?	Avez-vous des douleurs pendant vos règles? Ces douleurs sont-elles fortes?
Haben Sie Ausfluss?	Est-ce que vous avez des pertes?

Deutsch	Französisch
Haben Sie Zwischenblutungen?	Avez-vous des pertes de sang en dehors des règles?
Nehmen Sie die Pille?	Prenez-vous la pilule?
Haben Sie Geschlechtsverkehr?	Est-ce que vous avez des rapports sexuels?
Sind Sie schwanger?	Est-ce que vous êtes enceinte?
Besteht die Möglichkeit, dass Sie schwanger sind?	Est-il possible que vous soyez enceinte?
Wieviele Schwangerschaften hatten Sie?	Combien de grossesses avez-vous eues?
Haben Sie Fehlgeburten gehabt? Wieviele?	Avez-vous fait des fausses couches? Combien?
Welches Gewicht hatten Ihre Kinder bei der Geburt? Schreiben Sie es bitte hierhin.	Combien pesaient vos enfants à la naissance? Notez-le ici, s'il vous plaît!
Waren die Entbindungen normal?	Est-ce que vos accouchements ont été normaux?

Pädiatrie

Pédiatrie

Wie alt ist Ihr Kind?	Quel âge a l'enfant?
Wie lange ist das Kind schon krank?	Depuis combien de temps l'enfant est-il malade?
Schreit es viel?	Pleure-t-il beaucoup?
Wie ernähren Sie das Kind?	Quelle est l'alimentation de votre enfant?
Wird das Kind mit der Flasche ernährt?	Nourrissez-vous l'enfant au biberon?
Muttermilch, Milchpulver, Kuhmilch, Brei, Gemüse, Fleisch, Fertignahrung	lait maternel, lait en poudre, lait de vache, semoule, légumes, viande, petit pot tout prêt
Nimmt das Kind zu? Wie viel?	Est-ce que l'enfant prend du poids ? Combien ?
Hat das Kind Appetit?	L'enfant a-t-il bon appétit ?

Deutsch	Französisch
Über welche Schmerzen klagt das Kind?	De quoi l'enfant se plaint-il ?
Sind diese Schmerzen schon einmal aufgetreten?	A-t-il déjà eu ces douleurs auparavant ?

Unfälle

Accidents

Wann war der Unfall?
Wo ist es geschehen?
Wie ist es geschehen?

Quand a eu lieu l'accident?
Où est-ce qu'il a eu lieu?
Comment est-ce que cela est arrivé?

Sind Sie gestürzt?
Haben Sie sich verbrannt?
Sind Sie bewusstlos geworden?

Êtes-vous tombé?
Est-ce que vous vous êtes brûlé?
Est-ce que vous avez perdu connaissance?

Haben Sie viel Blut verloren?

Est-ce que vous avez perdu beaucoup de sang?

Können Sie … bewegen?
Spüren Sie …?

Est-ce que vous pouvez bouger …?
Est-ce que vous sentez …?

Statusaufnahme

Examen médical

Machen Sie bitte den Oberkörper frei.
Legen Sie sich bitte hin.
Setzen Sie sich bitte hierher.

Veuillez vous dévêtir jusqu'à la taille, s'il vous plaît.
Couchez-vous ici.
Asseyez-vous ici, s'il vous plaît.

Zeigen Sie mir bitte, wo es Ihnen weh tut.
Schmerzt es, wenn ich hier drücke?

Montrez-moi où vous avez mal.
Cela vous fait mal quand je touche ici?

Sagen Sie mir, wenn ich Ihnen weh tue!
Entspannen Sie sich, ganz locker lassen!
Wo tut es mehr weh, hier oder da?
Wohin strahlen die Schmerzen aus?

Dites-moi si je vous fais mal!
Détendez-vous, ne vous crispez pas!
Où est-ce que les douleurs sont plus fortes, ici ou là?
Les douleurs irradient de quel côté?

Deutsch	Französisch
Bewegen Sie bitte das Bein, den Fuß, die Hand, den Arm, die Finger, den Kopf.	Bougez la jambe, le pied, la main, le bras, le doigt, la tête, s'il vous plaît!
Schmerzt es, wenn ich hier bewege?	Ça fait mal si je bouge ici?
Machen Sie den Mund auf!	Ouvrez la bouche!
Strecken Sie die Zunge heraus!	Montrez-moi la langue!
Sagen Sie „A"!	Dites «aaah»!
Husten Sie!	Toussez!
Atmen Sie tief ein!	Respirez profondément!
Halten Sie den Atem an!	Retenez votre souffle!
Öffnen Sie die Augen!	Ouvrez les yeux!
Schließen Sie die Augen!	Fermez les yeux!
Machen Sie mir nach!	Faites comme moi!
Ich muss Ihnen die Temperatur / den Blutdruck messen.	Je dois prendre votre température / votre tension artérielle.
Ich muss Ihnen ein Elektrokardiogramm machen.	Je dois vous faire un électrocardiogramme.
Ich muss Ihnen Blut zur Untersuchung abnehmen.	Je dois vous faire une prise de sang pour l'analyse.
Man muss Ihren Urin untersuchen.	Votre urine doit être analysée.
Lassen Sie etwas Urin hier!	Laissez un peu d'urine ici, s'il vous plaît!

Diagnosemitteilung

Diagnostic

Sie haben …	Vous avez …
Sie haben nichts Schlimmes.	Vous n'avez rien de grave.
Ihre Krankheit ist harmlos.	Votre maladie est bénigne.
Sie werden sich bald erholen.	Vous serez bientôt rétabli.
Sie haben keine harmlose Krankheit.	Votre maladie est sérieuse.
Ihre Krankheit ist ansteckend.	Vous avez une maladie contagieuse.

Deutsch	Französisch
Sie müssen ins Krankenhaus.	Il faut que vous alliez à l'hôpital.
Ich muss Sie zum Spezialisten schicken.	Je dois vous envoyer chez un spécialiste.
Bringen Sie bitte einen Dolmetscher mit.	Amenez avec vous une personne qui puisse servir d'interprète.
Sie müssen operiert werden.	Vous devez être opéré.
Sie müssen sofort operiert werden, da Lebensgefahr besteht.	Vous devez être opéré immédiatement car votre vie est en danger.
Ihr Arm/Bein ist gebrochen, gestaucht, gezerrt.	Votre bras/votre jambe est cassé, foulé, présente une élongation.
Sie haben einen Erguss im Gelenk.	Vous avez un épanchement dans l'articulation.
Sie brauchen einen Gips/einen elastischen Verband.	Vous avez besoin d'un plâtre/d'une bande élastique.
Ihr Blutzucker ist erhöht.	Il y a trop de sucre dans votre sang.
Ihr Blutdruck ist zu hoch/zu tief.	Votre tension artérielle est trop haute/trop basse.
Die Resultate der Blutuntersuchung sind normal.	Les examens de sang sont normaux.
Sie sind schwanger.	Vous êtes enceinte.
Sie müssen Röntgenaufnahmen machen lassen.	Vous devez faire des radiographies.

Therapie und Verordnungen

Traitement, ordonnances et instructions

Medikamente, Arzneimittel
Ich gebe Ihnen ein Rezept.
Tropfen, Tabletten, Kapseln, Zäpfchen, Spritzen, Salbe

médicaments
Je vais vous donner une ordonnance.
gouttes, comprimés, gélules, suppositoires, piqûres (injections), onguent (pommade).

Deutsch	Französisch
alle ... Stunden	toutes les ... heures
einmal täglich	une fois par jour
jeden zweiten Tag	tous les deux jours
morgens, mittags, abends, nachts, vor dem Essen, nach dem Essen, während des Essens, vor dem Schlafgehen	le matin, à midi, le soir, la nuit, avant le repas, après le repas, pendant le repas, avant de vous coucher
ein Kaffeelöffel, ein großer Löffel	une cuillère à café, une cuillère à soupe
mit Wasser, mit reichlich Wasser	avec de l'eau, avec beaucoup d'eau
Sie müssen die Tablette in etwas Wasser auflösen.	Vous devez délayer le comprimé dans un peu d'eau.
Sie müssen die Tablette schlucken.	Vous devez avaler le comprimé.
Sie müssen die Tablette lutschen. Sie dürfen sie nicht zerkauen.	Laissez fondre le comprimé dans la bouche. Ne le croquez pas.
Damit sollen Sie gurgeln.	C'est pour gargariser.
Damit sollen Sie inhalieren.	C'est pour inhaler.
Trinken Sie es nicht!	Ne l'avalez pas!
Nur äußerlich anzuwenden, auf die Haut.	Pour l'usage externe, sur la peau.
Sie müssen die Haut täglich/zweimal täglich mit Salbe einreiben.	Vous devez appliquer la pommade une fois/deux fois par jour sur la peau.
Sie dürfen den Verband nicht abnehmen.	N'enlevez pas le pansement.
Sie können den Verband nachts abnehmen.	Vous pouvez enlever le pansement pendant la nuit.
Machen Sie einen kalten/warmen Umschlag.	Faites des compresses froides/chaudes.
Sie müssen ... mal täglich ... Tropfen ins Auge geben.	Il faut que vous mettiez ... gouttes dans l'œil ... fois par jour.
Essen Sie nichts.	Ne mangez rien.
Trinken Sie viel!	Buvez beaucoup.

Deutsch	Französisch
Meiden Sie fettreiche Nahrung.	Évitez tout ce qui est gras.
Sie sollten abnehmen.	Vous devriez perdre du poids.
Halten Sie Diät.	Faites un régime.
Sie sollten nicht mehr rauchen.	Vous ne devriez plus fumer.
Ich muss Ihnen eine Spritze geben.	Je dois vous faire une piqûre / injection.
Ich muss Ihnen eine Einspritzung in die Vene / in den Oberschenkel / ins Gesäß / in den Arm / ins Gelenk machen.	Je dois vous faire une piqûre/injection dans la veine, dans la cuisse, dans le muscle fessier, dans le bras, dans l'articulation.
Es wird nicht weh tun.	Cela ne fera pas mal.
Sie müssen jeden Tag / jeden zweiten Tag zu einer Injektion kommen.	Vous devez venir chaque jour/tous les deux jours pour une injection.
Sie müssen zur Bestrahlung, Massage, Physiotherapie, Ergotherapie.	Vous devez venir pour une radiothérapie, des massages, de la physiothérapie, de l'ergothérapie.
Bleiben Sie im Bett!	Restez au lit!
Sie sollten sich im Bett möglichst ruhig verhalten.	Vous devriez rester le plus tranquille possible au lit.
Bewegen Sie sich auch im Bett, so viel Sie nur können!	Bougez autant que vous pouvez, aussi dans votre lit.
Machen Sie alles, was Ihnen nicht weh tut.	Faites tout ce qui ne vous fait pas mal.
Sie dürfen das Bein nicht belasten.	Vous ne devez pas vous appuyer sur la jambe.
Sie dürfen das Bein nur wenig (mit 10 kg) belasten. Kontrollieren Sie das, indem Sie den Fuß auf eine Wage stellen!	Vous ne devez pas charger votre jambe avec plus de 10 kg. Contrôlez cette limite en posant votre pied sur un pèse-personne!
Stehen Sie soviel wie möglich auf!	Levez-vous autant que possible!
Marschieren Sie täglich mehrmals!	Marchez plusieurs fois chaque jour.
Sie dürfen keinen Sport treiben.	Vous ne devez pratiquer aucun sport.
Sie sollten so viel wie möglich Treppen steigen, nicht Lift fahren.	Vous devriez autant que possible monter les escaliers et renoncer à l'ascenseur.
Sie sollten keine schweren Lasten tragen.	Vous ne devriez pas porter des charges lourdes.

Deutsch	Französisch
Sie sollten keine schweren Lasten heben.	Vous ne devriez pas soulever des charges lourdes.
Kommen Sie in … Tagen/Wochen wieder.	Venez de nouveau dans … jours/semaines.
Kommen Sie morgen/übermorgen wieder.	Venez de nouveau demain/après-demain.
Kommen Sie nächsten Montag/Dienstag wieder.	Venez de nouveau lundi prochain/mardi …
Sie müssen wieder zur Kontrolle kommen.	Vous devez venir de nouveau pour un contrôle.
Bringen Sie bitte einen Dolmetscher mit.	Amenez avec vous une personne qui puisse servir d'interprète.
Messen Sie das Fieber!	Prenez votre température!
Ich muss Sie krank melden.	Je dois vous donner un certificat médical.
Gute Besserung!	Bon rétablissement!

Krankheitsnamen

Noms de maladies

Abszess	abcès
Abtreibung	avortement
Aids	SIDA
Akne	acné
Allergie	allergie
Anämie	anémie
Angina	angine
Angina pectoris	angine de poitrine
Arteriosklerose	artériosclérose
Arthritis	arthrite
Asthma	asthme
Bänderverletzung	lésion des ligaments
Bandscheibenschaden	dégénérescence des disques intervertébraux

Deutsch	Französisch
Bandwurm	ténia, ver solitaire
Bauchspeicheldrüsenentzündung	pancréatite
Bindehautentzündung	conjonctivite
Blasenentzündung	cystite
Blasensteine	calculs vésicaux
Blinddarmentzündung	appendicite
Blutung	hémorragie
Blutvergiftung	empoisonnement du sang, septicémie
Brand	gangrène
Bronchitis	bronchite
Bruch	hernie
Darmentzündung	entérite
Dermatose	dermatose
Durchblutungsstörungen	troubles circulatoires
Eierstockentzündung	oophorite, ovarite
Ekzem	eczéma
Embolie	embolie
Entzündung	inflammation
Epilepsie	épilepsie
Erkältung	refroidissement
Fluor	flux, pertes, écoulement
Furunkel	furoncle
Fußpilz	mycose du pied
Gallenblasenentzündung	cholécystite
Gallenkolik	colique hépatique
Gallensteine	calculs biliaires
Gebärmutterentzündung	métrite/inflammation de la matrice
Gehirnerschütterung	commotion cérébrale
Gelbfieber	fièvre jaune
Gelbsucht	ictère/jaunisse
Gelenkrheumatismus	rhumatisme articulaire
Geschlechtskrankheiten	maladie vénérienne/maladie sexuellement transmissible (MST)
Geschwür	ulcère
Gicht	goutte
Gleichgewichtsstörungen	troubles de l'équilibre

Deutsch	Französisch
Gonorrhö	blennoragie/gonorrhée
Grippe	grippe
Gürtelrose	herpes zoster (zona)
Hämorrhoiden	hémorroïdes
Harnvergiftung	urémie
Hautkrankheit	affection cutanée
Hepatitis	hépatite
Herzinfarkt	infarctus du myocarde
Herzklappenfehler	anomalie d'une valvule cardiaque
Herzkrankheit	affection cardiaque
Herzmuskelschwäche	insuffisance du myocarde
Heufieber	rhume des foins
Hexenschuss	lumbago
Hirnhautentzündung	méningite
Hirnschlag	apoplexie (attaque)
Hodenbruch	hernie scrotale
Hodenentzündung	orchite
Hysterie	hystérie
Infarkt	infarctus
Infektion	infection
Ischias	sciatique
Karies	carie
Katarrh	catarrhe / écoulement
Kehlkopfentzündung	laryngite
Keuchhusten	coqueluche
Kinderlähmung	poliomyélite
Krampfadern	varices
Krebs	cancer
Kreislaufschwäche	insuffisance circulatoire
Kreislaufstörungen	troubles circulatoires
Kropf	goitre
Lähmung	paralysie
Leistenbruch	hernie inguinale
Leukämie	leucémie
Lungenentzündung	pneumonie

Deutsch	Französisch
Magen-Darmentzündung	gastroentérite
Magengeschwür	ulcère gastrique
Magenschleimhautentzündung	gastrite
Magersucht	anorexie
Malaria	paludisme, malaria
Mandelentzündung	amygdalite
Masern	rougeole
Migräne	migraine
Mittelohrentzündung	otite moyenne
Mumps	oreillons
Muskelrheumatismus	rhumatisme musculaire
Muskelriss	déchirure musculaire
Nabelbruch	hernie ombilicale
Nasenpolypen	polypes nasaux
Nervenentzündung	névrite
Nervöse Störung	troubles nerveux
Nesselfieber	urticaire
Neuralgie	névralgie
Neurose	névrose
Nierenbeckenentzündung	pyélite
Nierenentzündung	néphrite
Nierenstein	calculs rénaux
Ödem	oedème
Ohrenentzündung	otite
Peritonitis, Bauchfellentzündung	péritonite
Phlegmone	phlegmon
Polytoxikomanie	polytoxicomanie
Prostataleiden	affection de la prostate
Rachenentzündung	pharyngite
Rachitis	rachitisme
Rheuma	rhumatisme
Rhinitis	rhinite / rhume
Rippenfellentzündung, Pleuritis	pleurésie
Röteln	rubéole
Ruhr	dysenterie

Deutsch	Französisch
Sarkom	sarcome
Scharlach	scarlatine
Schnupfen	rhume
Schwindel	vertige
Sehnenscheidenentzündung	ténosynovite / tendinite
Sepsis	septicémie
Star, grauer	cataracte
Starrkrampf (Tetanus)	tétanos
Stirnhöhlenentzündung	sinusite frontale
Syphilis	syphilis
Tollwut	rage
Tuberkulose	tuberculose
Tumor (gutartig, bösartig)	tumeur (bénigne, maligne)
Typhus	typhoïde
Venenentzündung	phlébite
Verbrennung	brûlure
Vergiftung	empoisonnement
Verrenkung	luxation
Verstauchung	entorse
Wasserkopf	hydrocéphalie
Windpocken	varicelle
Wundinfektion	infection d'une plaie
Würmer	vers
Zahnfleischentzündung	gingivite
Zuckerkrankheit	diabète
Zwölffingerdarmgeschwür	ulcère duodénal
Zirrhose	cirrhose

Symptome und Fachausdrücke

Symptômes et vocabulaire technique

Abmagerung	amaigrissement
Akut	aigu
Anästhesie, Anästhetikum	anesthésie / anesthésique
Antibiotikum	antibiotique

Deutsch	Französisch
Appetitlosigkeit	inappétence
Atembeschwerden	troubles respiratoires
Atemgeruch	haleine
Atmung, künstliche Atmung	respiration, respiration artificielle
Aufstoßen	éructation/rot
Ausschlag	éruption
Bauchkrampf	colique abdominale
Bauchweh	mal au ventre
Beißen	démangeaisons
Blähungen	flatulence, ballonnement, météorisme
Blasengries	gravelle, concrétions vésicales
Blasenkatheter	cathéter vésical
Blut	sang
Blutbild	formule sanguine
Blutdruck (hoher, niedriger)	tension artérielle (haute, basse)
Blutdrucksenkung	diminution de la tension artérielle
Blutdrucksteigerung	augmentation de la tension artérielle
Blutprobe	analyse du sang
Blutsenkung	sédimentation du sang
Bluttransfusion	transfusion de sang
Brandblase	ampoule
Brandwunde	brûlure
Brechreiz	nausée
Chronisch	chronique
Darmentleerung	défécation/évacuation des selles
Diät	régime
Druckgefühl	sensation de pression (pesanteur)
Durchfall	diarrhée
Eiter	pus
Eiterbläschen	pustule
Eiterung	suppuration
Epidemie	épidémie
Erbrechen	vomir
Erfrieren	geler
Erkältung, sich erkälten	s'enrhumer, se refroidir
Ertrinken	se noyer

Deutsch	Französisch
Fasten	jeûner
Fehlgeburt	avortement / fausse couche
Fieber	fièvre
Flimmern vor den Augen	éblouissements / mouches volantes
Frieren	avoir froid
Frösteln	frissonner
Frühgeburt	accouchement prématuré
Galle	bile
Gebiss, Zahnprothese	dentier / prothèse
Geburt	accouchement / naissance
Geburtswehen	douleurs de l'accouchement
Gelenkschmerzen	douleurs articulaires
Geschlechtsreife	maturité sexuelle
Geschwulst	tumeur
Gesichtsfarbe	teint
Haarausfall	chute des cheveux
Halsschmerz	mal de gorge
Halsstarre, steifer Hals	torticolis
Harn	urine
Harndrang	besoin d'uriner
Harnsäure	acide urique
Harnstoff	urée
Harnverhaltung	rétention d'urine
Hautfarbe	couleur de la peau
Hautrötung	érythème
Heiserkeit	enrouement
Herzasthma	asthme cardiaque
Herzklopfen	palpitations
Husten	toux
Impfung	vaccination
Impotenz	impuissance
Jucken	démangeaisons
Kaiserschnitt	césarienne
Knoten	nodosité, nodule
Komplikation	complication

Deutsch	Französisch
Kolik	colique
Kollaps	collapsus
Kongestion	congestion
Krämpfe	crampes
Krank	malade
Krankheit	maladie
Kreislauf	circulation
Kribbeln	fourmillement
Kur	cure
Leberfunktion	fonction hépatique
Lungenblutung	hémorragie pulmonaire
Magenbrennen	brûlures d'estomac
Magendrücken	pesanteur gastrique
Magensaft	suc gastrique
Magensäure	acidité gastrique
Magenspülung	lavage d'estomac
Menopause	ménopause
Menstruation	menstruation / règles
Milchgebiss	dents de lait
Müdigkeit	fatigue
Muskelkater	crampe musculaire
Narbe	cicatrice
Nasenbluten	saignement de nez, épistaxis
Nervenzusammenbruch	crise de nerfs
Nervosität	nervosité
Nierenkolik	colique néphrétique/rénale
Nierenzysten	kystes rénaux
Niesen	éternuer
Ohnmacht	évanouissement
Ohrenschmerzen	mal aux oreilles (otite)
Periodenschmerzen	douleurs lors des règles
Punktion	ponction
Quetschung	contusion

Deutsch	Französisch
Reißen (in den Gliedern)	tiraillements/déchirure
Reizbarkeit	irritabilité
Reizhusten	toux irritative
Rekonvaleszenz	convalescence
Rückfall	rechute
Schlaflosigkeit	insomnie
Schmerzen	douleurs
Schock	choc
Schüttelfrost	frissons
Schwäche	faiblesse
Schwangerschaft	grossesse
Schweiß	sueur
Schwere Beine	jambes lourdes
Sehstörung	troubles visuels
Sodbrennen	pyrosis (aigreurs d'estomac)
Sonnenstich	coup de soleil
Spastisch	spasmodique, spastique
Speichel	salive
Stich	piqûre
Stoffwechsel	métabolisme
Stoffwechselstörung	trouble métabolique
Stuhl	selles
Stuhlgang	défécation
Therapie	thérapie/traitement
Thermometer	thermomètre
Thrombose	thrombose
Transfusion	transfusion
Tremor	tremblement
Übelkeit	malaise, nausées
Unfall	accident
Unterleibsschmerzen	douleurs au bas ventre
Verdauung	digestion
Verstopfung	constipation
Wachstum	croissance
Wallungen	bouffées de chaleur

Deutsch	Französisch
Wunde	blessure
Zahnfüllung	plombage/obturation dentaire
Zahnpflege	hygiène dentaire
Zahnschmerz	mal aux dents
Zyste	kyste

Anatomie / Anatomie

Deutsch	Französisch
Arm	bras
Arterie	artère
Auge	œil
Augenlid	paupière
Band	ligament
Bandscheibe	disques intervertébraux
Bauch	ventre
Becken	bassin
Bein	jambe
Blinddarm	appendice
Brust	poitrine
Brustkorb	thorax
Darm	intestin
Daumen	pouce
Dickdarm	gros intestin
Drüsen	glandes
Dünndarm	intestin grêle
Eierstöcke	ovaires
Ellbogen	coude
Ferse	talon
Finger	doigt
Fuß	pied
Fußgelenk	articulation du pied / cheville
Fußknöchel	cheville, malléole
Gallenblase	vésicule biliaire

Deutsch	Französisch
Gaumen	palais
Gebärmutter	utérus / matrice
Gehirn	cerveau
Gelenk	articulation
Haar	cheveux
Hals	cou
Hand	main
Handgelenk	poignet
Harnblase	vessie
Harnröhre	urètre
Haut	peau
Herz	cœur
Hoden	testicule
Hüftgelenk	articulation de la hanche
Kehlkopf	larynx
Kiefer	mâchoire
Knie	genou
Kniegelenk	articulation du genou
Knochen	os
Kopf	tête
Leber	foie
Lippe	lèvre
Lunge	poumon
Lymphknoten	ganglion lymphatique
Magen	estomac
Mandeln	amygdales
Milz	rate
Mund	bouche
Muskel	muscle
Nabel	nombril
Nacken	nuque
Nagel	ongle
Nase	nez
Nerv	nerf
Niere	rein

Deutsch	Französisch
Oberschenkel	cuisse
Ohr	oreille
Prostata	prostate
Rachen	pharynx
Rippen	côtes
Rücken	dos
Rückenmark	mœlle épinière
Scheide	vagin
Schlüsselbein	clavicule
Schulter	épaule
Schultergürtel	ceinture scapulaire
Sehne	tendon
Stimmbänder	cordes vocales
Stirn	front
Stirnhöhle	sinus frontal
Unterarm	avant-bras
Vene	veine
Wirbel	vertèbre
Wirbelsäule	colonne vertébrale
Zahn, Zähne	dent, dents
Zahnfleisch	gencive
Zehe	orteil
Zunge	langue
Zwölffingerdarm	duodénum

Zahlen — Nombres

eins	un
zwei	deux
drei	trois
vier	quatre
fünf	cinq

Deutsch	Französisch
sechs	six
sieben	sept
acht	huit
neun	neuf
zehn	dix
zwanzig	vingt
dreißig	trente
vierzig	quarante
fünfzig	cinquante
sechzig	soixante
siebzig	soixante-dix / septante
achtzig	quatre-vingt / huitante
neunzig	quatre-vingt-dix / nonante
hundert	cent
tausend	mille
erste	premier
zweite	deuxième
dritte	troisième
einmal	une fois
zweimal	deux fois
dreimal	trois fois
ein Viertel	un quart
ein Drittel	un tiers
ein Halb	une moitié / un(e) demi(e)
ein Ganzes	un entier

Zeit   Temps

heute	aujourd'hui
morgen	demain
übermorgen	après-demain
gestern	hier
vorgestern	avant-hier

Deutsch	Französisch
diese Woche	cette semaine
nächste Woche	la semaine prochaine
letzte Woche	la semaine dernière/passée
bald	bientôt
später	plus tard
vor kurzem	dernièrement
während kurzer Zeit	pendant peu de temps
vor langer Zeit	il y a longtemps
während langer Zeit	pendant beaucoup de temps
am Morgen	le matin
am Mittag	à midi
am Nachmittag	l'après-midi
am Abend	le soir
in der Nacht	dans la nuit
Tag, Tage	jour, jours
Stunde, Stunden	heure, heures
Minute, Minuten	minute, minutes
Sekunde, Sekunden	seconde, secondes
Wochentage: Montag, Dienstag, Mittwoch, Donnerstag, Freitag, Samstag, Sonntag	jours de la semaine: lundi, mardi, mercredi, jeudi, vendredi, samedi, dimanche
Monate: Januar, Februar, März, April, Mai, Juni, Juli, August, September, Oktober, November, Dezember	mois: janvier, février, mars, avril, mai, juin, juillet, août, septembre, octobre, novembre, décembre
Jahreszeiten: Frühling, Sommer, Herbst, Winter	saisons: printemps, été, automne, hiver

Farben

Couleurs

weiß	blanc
gelb	jaune
rot	rouge
rosa	rose
braun	brun
grün	vert

Deutsch	Französisch
blau	bleu
schwarz	noir

Lokalisation / Localisation

oben	en haut
unten	en bas
rechts	à droite
links	à gauche
hinten	derrière
vorne	devant
seitlich	de côté

Italienisch
Italiano

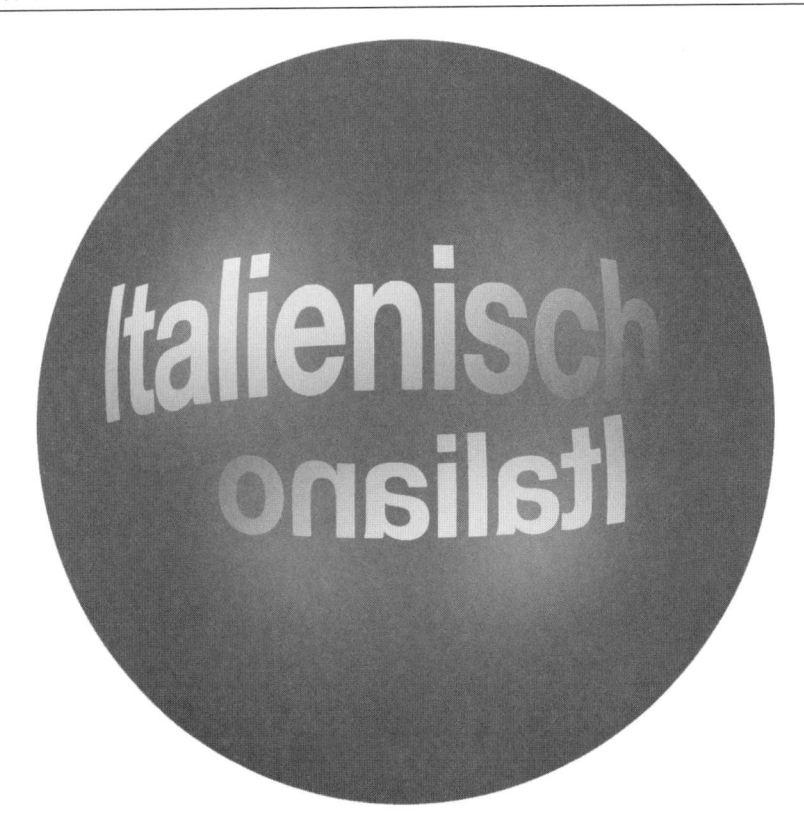

Grußformeln und Allgemeines	83	Pädiatrie	95
Angaben zur Person	84	Unfälle	96
Familienanamnese	84	Statusaufnahme	96
Persönliche Anamnese	85	Diagnosemitteilung	97
Arbeitsplatz-Anamnese	88	Therapie und Verordnungen	98
Jetziges Leiden: Allgemeines	89	Krankheitsnamen	101
Kardiovaskuläres System	91	Symptome und Fachausdrücke	105
Respirationstrakt	92	Anatomie	110
Magen-Darm-Trakt	92	Zahlen	112
Harnwege	93	Zeit	113
Nervensystem	94	Farben	114
Gynäkologie	94	Lokalisation	115

Deutsch	Italienisch

Grußformeln und Allgemeines

Saluto e generalità

Guten Tag!	Buon giorno!
Guten Abend!	Buona sera!
Gute Nacht!	Buona notte!
Auf Wiedersehen!	Arrivederci!

Herr	Signore
Frau	Signora

bitte	prego
danke, vielen Dank	grazie, mille grazie
Entschuldigen Sie!	Scusi!

sehr gut	molto bene
ja	si
nein	no

Ich habe Sie nicht verstanden.	Non ho capito.
Wiederholen Sie bitte langsam.	Può ripetere piú lentamente, per favore.

Ich verstehe.	Ho capito.
Verstehen Sie?	Mi comprende?

Schreiben Sie es bitte hier auf.	Lo scriva qui, per favore.

Sind Sie von einem Dolmetscher begleitet?	E accompagnato da un interprete?
Bringen Sie bitte einen Dolmetscher mit.	Porti con sé una persona che le faccia da interprete.

Setzen Sie sich bitte.	Si sieda, per favore.
Gehen Sie bitte ins Wartezimmer.	Vada nella sala d'aspetto, per favore.

Gute Besserung!	Buona guarigione!

Deutsch	Italienisch
Angaben zur Person	**Dati personali**

Name, Vorname — cognome, nome
Geburtsdatum — data di nascita
Alter — età
Geburtsort — luogo di nascita
Adresse — indirizzo
Telephonnummer — numero telefonico

verheiratet, ledig, verwitwet, geschieden — sposato/a, celibe/nubile, vedovo/a, divorziato/a
Kinderzahl — numero di bambini

Beruf — professione
Arbeitsort — luogo di lavoro
Arbeitgeber — datore di lavoro

Welche Krankenkasse? — Qual'è la sua cassa malati?
Welche Unfallversicherung? — Qual'è la sua assicurazione infortuni?

Wie lange wohnen Sie hier? — Da quanto tempo è qui?

Wie heißt Ihr Hausarzt? — Chi è il suo medico curante?

Unterschreiben Sie bitte hier. — Per favore, firmi qui!

Familienanamnese / Anamnesi familiare

Vater — padre
Mutter — madre
Sohn — figlio
Tochter — figlia
Bruder — fratello
Schwester — sorella
Ehemann — marito
Ehefrau — moglie
Cousin, Cousine — cugino, cugina
Onkel — zio
Tante — zia

Deutsch	Italienisch
Neffe	il nipote
Nichte	la nipote
Großvater	nonno
Großmutter	nonna
Verwandte	parenti

Lebt Ihr Vater/Ihre Mutter noch? — Vive ancora suo padre/madre?
Wie alt ist Ihr Vater/Ihre Mutter? — Quanti anni ha suo padre/madre?
Wieviele Geschwister haben Sie? — Quanti fratelli ha?
Leben sie alle noch? — Vivono ancora tutti?
Sind sie alle gesund? — Sono tutti in buona salute?
Kommen irgendwelche Krankheiten in Ihrer Familie häufig vor? — C'è una qualche malattia ricorrente nella sua famiglia?

Sind Ihnen in Ihrer Familie Fälle von Zuckerkrankheit, Tuberkulose, Bluthochdruck, Herzinfarkt, Drüsenkrankheiten, Allergien, Stoffwechselstörungen, Krebs, Geisteskrankheiten, Epilepsie bekannt? — È al corrente di membri famigliari sofferenti di diabete, tubercolosi, ipertensione arteriosa, apoplessia, endocrinopatie, allergie, malattie metaboliche, depressione, epilessia?

Haben Sie Kinder? — Ha bambini?
Wieviele? — Quanti?
Wie alt sind sie? — Che età hanno?

Persönliche Anamnese / Anamnesi patologica remota

Waren Sie kürzlich bei einem Arzt in Behandlung? Wegen was? — È stato/a di recente da un medico? Per che cosa?
Waren Sie schon einmal im Spital? Wann? Was hatten Sie? — É già stato/a ricoverato/a in ospedale? Quando? Di quale malattia era affetto?

Wurden Sie operiert? — È stato/a operato/a?

Haben Sie schwere Krankheiten durchgemacht? Welche? — Ha avuto malattie gravi? Quali?
Infektionskrankheiten: Tuberkulose, — Malattie infettive: tubercolosi, tifo,

Deutsch	Italienisch
Typhus, Cholera, Amöbenruhr, Malaria, Schlafkrankheit, Geschlechtskrankheiten, Hepatitis A/B/C, Aids (HIV-Infektion)	colera, amebiasi, malaria, tripanosomiasi, malattie veneree, epatite A/B/C, SIDA (HIV)
Wo sind sie aufgewachsen?	Dove è cresciuto/a?
Welche Kinderkrankheiten haben Sie durchgemacht?	Quali malattie infantili ha avuto?
Masern, Mumps, Röteln, Scharlach, Windpocken, Diphterie, Keuchhusten, Kinderlähmung	morbillo, orecchioni, rosolia, scarlattina, varicella, difterite, pertosse, poliomielite
Wurden Sie in den letzten Jahren geimpft?	È stato vaccinato/a negli ultimi tempi?
Gegen was sind Sie geimpft?	Contro quali malattie è vaccinato/a?
Sind Sie geimpft gegen: Tetanus, Kinderlähmung, Diphterie, Keuchhusten, Masern, Röteln, Hirnhautentzündung, Hepatitis A/B, Gelbfieber, Cholera?	È vaccinato/a contro il tetano poliomielite, difterite, pertosse, morbillo, rosolia, orecchioni, meningite, epatite A/B, febbre gialla, colera?
Haben Sie Bluttransfusionen bekommen?	Ha ricevuto delle trasfusioni?
Üben Sie ungeschützten Geschlechtsverkehr aus, d. h. ohne Kondom?	Esegue rapporti sessuali senza protezione, cioè senza preservativi?
Verkehren Sie mit einem Partner, oder wechseln Sie den Partner häufig? Wie häufig?	Ha rapporti sessuali con più di un partner? Quanti?
Waren Sie in den Tropen? Wann? Wo genau?	È stato/a nei tropici? Quando? Dove esattamente?
Haben Sie eine Malariaprophylaxe durchgeführt? Wenn ja, womit?	Ha eseguito una profilassi anti-malarica? In caso di sì, con quale medicamento?
Sind Sie von Zecken gebissen worden? Hat das irgendwelche Folgen gehabt?	E stato morsicato da zecche? Con quali consequenze?
Nehmen Sie jetzt irgendwelche Medikamente? Welche?	Prende qualche medicina? Quale?

Deutsch	Italienisch
Haben Sie den Eindruck, dass sie etwas nutzen?	Ha l'impressione che serva a qualcosa?
Nehmen Sie Ihre Medikamente regelmäßig?	Prende le medicine regolarmente?
Nehmen Sie Drogen?	Usa stupefacenti?
Welche: Haschisch, Marihuana, Kokain (Koks), Heroin, Amphetamine (Speed), Ecstasy, Methadon, LSD oder irgendwelche anderen?	Quali: Marjuana, cocaina, eroina, anfetamine (speed), ecstasy, metadone, LSD o altro?
Rauchen oder sniffen Sie diese Drogen, oder spritzen Sie sie?	Fuma, sniffa oppure si buca?
Nehmen Sie diese Drogen täglich oder sporadisch?	Usa stupefacenti ogni giorni oppure occasionalmente?
Sind Sie an diese Drogen so gewöhnt, dass Sie nicht mehr ohne sie leben möchten?	Potrebbe vivere senza stupefacenti o non ne può fare a meno?
Haben Sie schon einmal eine Entziehungskur durchgemacht? Wieviele? Wann?	Ha fatto una cura di disintossicazione? Quante volte? Quando?
Nehmen Sie regelmäßig Kopfwehtabletten oder andere Schmerz- oder Beruhigungsmittel?	Prende regolarmente medicamenti contro il mal di testa o altri dolori? Prende dei tranquillanti?
Rauchen Sie?	Fuma?
Wieviele Zigaretten/Pfeifen/Zigarren pro Tag?	Quante sigarette/pipe/sigari fuma al giorno?
Was trinken Sie? Bier, Wein, Schnaps? Wie viel davon trinken Sie?	Che cosa beve? Birra, vino, alcoolici? Quanto beve?
Haben Sie eine Allergie? Worauf?	Soffre di allergie? A che cosa è allergico?
Sind Sie allergisch auf Nahrungsmittel, Medikamente (zum Beispiel Antibiotika), Insektenstiche, Pflanzenpollen oder Hausstaub?	Ha un' allergia alimentare? È allergico a medicamenti (per esempio antibiotici), a punture d'insetti, al polline o alla polvere (Acari)?
Haben Sie Hautausschläge?	Ha degli esantemi (efflorescenze) cutanee?

Deutsch	Italienisch
Haben Sie Asthma?	Soffre di attacchi di asma?
Haben Sie schon einmal einen Schock durchgemacht? Mussten Sie hospitalisiert werden?	Ha già avuto un collasso? Ha già dovuto essere ospedalizzato a causa di reazioni allergiche o attacchi asmatici?
Kommen diese Krankheiten in Ihrer Familie oft vor?	In famiglia ci sono parenti stretti che soffrono di allergie o asma?
Kennen Sie die Ursache oder die auslösende Substanz?	Conosce sostanze a cui è allergico?
Haben Sie Haustiere: Katze, Hund, Vögel?	Ha animali domestici: gatti, cani, uccellini?

Arbeitsplatz-Anamnese

Anamnesi professionale

Arbeiten Sie zur Zeit?	Lavora attualmente?
Ist es eine schwere körperliche Arbeit?	È un lavoro fisico pesante?
Haben Sie Ihren Militärdienst geleistet?	Ha fatto il servizio militare?
Geht es Ihnen an Ihrem Arbeitsplatz gut? Warum nicht?	Si trova bene al suo posto di lavoro? Perché no?
Sind Sie jetzt giftigen oder krebserzeugenden Substanzen am Arbeitsplatz ausgesetzt? War das früher der Fall?	Sul posto di lavoro si trova esposto a sostanze tossiche o cancerogene? E in passato?
Müssen Sie spezielle Vorsichtsmaßnahmen treffen?	Deve adottare misure preventive?
Tragen Sie eine Maske, einen Schutzanzug, spezielle Handschuhe, eine Brille?	Deve portare una maschera, una tuta di protezione, dei guanti o occhiali?
Arbeiten Sie den ganzen Tag am Bildschirm?	Lavora tutto il giorno davanti a uno schermo (monitor)?
Fühlen Sie sich am Arbeitsplatz unter Druck gesetzt?	Si sente stressato sul lavoro?

| Deutsch | Italienisch |

Jetziges Leiden: Allgemeines

Anamnesi patologica attuale: In generale

Welche Beschwerden haben Sie?
Haben Sie Kopfschmerzen?
Brustschmerzen
Bauchschmerzen
Schmerzen an den Beinen, Füßen, Händen, Armen
Halsschmerzen
Ohrenschmerzen
Rückenschmerzen
Nierenschmerzen
Schluckbeschwerden
Verdauungsstörungen: Durchfall, Verstopfung, Blähungen, Magenbrennen, Sodbrennen
Brechreiz
Appetitverlust
Atembeschwerden
Schwierigkeiten beim Wasserlassen
Brennen beim Wasserlassen
Schlafstörungen
Schwindel
Bewusstseinsstörungen

Fühlen Sie sich schwer krank?
Seit wann haben Sie diese Beschwerden?

Sind diese Schmerzen früher schon einmal aufgetreten? Wann?
Wo haben Sie Schmerzen?
Zeigen Sie mir, wo es Ihnen weh tut.
Wie sind die Schmerzen: stark, mäßig, schwach, lokalisiert, diffus, ausstrahlend, dumpf, stechend, andauernd, krampfartig, bohrend, brennend, elektrisierend?

Che disturbi ha?
Ha mal di testa?
male al torace
mal di pancia
dolori alle gambe, ai piedi, alle mani, alle braccia
mal di gola
alle orecchie
mal di schiena
mal di reni
disturbi di deglutizione
disturbi di digestione: diarrea, costipazione, flatulenza, bruciori di stomaco, pirosi
nausea
perdita di appetito
disturbi di respirazione
difficoltà a urinare
bruciori di minzione
disturbi del sonno
vertigini
disturbi psichici

Si sente gravemente malato?
Da quando ha questi disturbi?

Ha avuto in precedenza questi dolori? Quando?
Dove ha dolori?
Mi faccia vedere dove le fa male!
Come sono i dolori: forti, medi, non forti, localizzati, diffusi, irradiati, senso di peso, pungenti, costanti, a crampi, perforanti, tipo bruciori, tipo scosse elettriche?

Deutsch	Italienisch
Würden Sie bitte die Schmerzintensität auf einer Skala zwischen null und zehn mit einer Zahl bezeichnen? Dabei bedeutet null „keine Schmerzen" und zehn „nicht mehr aushaltbare Schmerzen".	Può descrivere l'intensità del dolore dando valore da uno a dieci su una scala? Lo zero corrisponde a non sentire nessun male e dieci ad un dolore insopportabile.
Treten die Schmerzen im Zusammenhang mit einer bestimmten Tätigkeit auf?	I dolori compaiono con delle attività specifiche?
Wann treten die Beschwerden auf: morgens, abends, nachts, tagsüber, nach dem Essen, vor dem Essen, beim Gehen, beim Stehen, beim Sitzen, beim Liegen, beim Bewegen, beim Bücken, beim Aufstehen, beim Heben, nach Anstrengungen?	Quando si presentano i dolori: alla mattina, alla sera, di notte, durante il giorno, dopo mangiato, prima dei pasti, camminando, stando in piedi, stando seduto/a, stando a letto, muovendosi, chinandosi, alzandosi, sollevando pesi, dopo sforzi?
Treten die Beschwerden in irgendeinem Zusammenhang auf? In welchem?	Questi dolori si presentano in concomitanza con qualcosa? Con che cosa?
Sind die Beschwerden in der letzten Zeit schlimmer geworden? Seit wann? Welche vor allem?	Sono questi disturbi peggiorati in questi ultimi tempi? Da quando? Quali soprattutto?
Haben Sie Fieber? Seit wann? Wie hoch?	Ha febbre? Da quando? Quanta?
Hatten Sie Schüttelfrost?	Ha avuto brividi?
Schwitzen Sie viel?	Suda molto?
Können Sie gut schlafen?	Può dormire bene?
Fühlen Sie sich in der letzten Zeit müder als sonst?	Negli ultimi tempi è più stanco di prima?
Sind Sie übermäßig durstig?	Ha sete più del normale?

| Deutsch | Italienisch |

Kardiovaskuläres System

Sistema cardio-vascolare

Haben Sie Schmerzen in der Brust?
  Wie häufig?
Wann treten die Schmerzen auf?
  Nach Anstrengung? Ohne Anstrengung?
Wie lange dauern sie?
Sind die Schmerzen atemabhängig?

Können Sie gut Treppen steigen?
Wieviele Kissen brauchen Sie zum Schlafen?
Haben Sie Herzklopfen nach einer Anstrengung?
Tritt das Herzklopfen auch auf, wenn Sie sich nicht anstrengen?

Wie ist Ihr Blutdruck: tief, hoch, normal?
Haben Sie ab und zu geschwollene Füße und Beine?
Tritt das vor allem am Abend auf?
Sind Ihre Beine immer geschwollen?

Haben Sie Beschwerden in den Waden?
Haben Sie Schmerzen in den Beinen? Wann? In welchem Bein? Im rechten, im linken, in beiden?
Tritt der Schmerz auf, ohne dass Sie sich bewegen?
Tritt der Schmerz beim Gehen auf?
Wird der Schmerz schlimmer, bis Sie anhalten müssen? Wird er dann erträglicher?
Wird der Schmerz erträglicher nach einigen Bewegungen?

Ha dolori al torace?
  Spesso?
Quando si presentano i dolori?
  Dopo sforzi? Senza sforzi?

Durano a lungo?
Dipendono dalla respirazione?

Fa fatica a salire le scale?
Di quanti cuscini ha bisogno per dormire?
Ha palpitazioni? Dopo uno sforzo?

Ha palpitazioni anche quando non fa nessun sforzo?

Com'è la sua pressione sanguigna: bassa, alta, normale?
Ha gambe o piedi gonfi?

Si presentano soprattutto di notte?
Ha sempre le gambe gonfie?

Ha disturbi nei polpacci?

Ha dolori alle gambe? Quando?
In quale gamba? Nella destra, nella sinistra, in tutte e due?
I dolori si presentano anche quando non si muove?
Vengono quando cammina?
Diventano poi così forti che si deve fermare? Oppure sono sopportabili?
Sono i dolori più sopportabili dopo alcuni movimenti?

Deutsch	Italienisch
Haben Sie häufig Ameisenlaufen in einem Fuß, Bein, Hand, Arm?	Ha formicolio nel piede, gamba, mano, braccio?
Haben Sie öfter Nasenbluten?	Perde spesso sangue dal naso?

Respirationstrakt / Apparato respiratorio

Deutsch	Italienisch
Haben Sie häufig Atemnot?	Ha spesso disturbi di respirazione?
Tritt die Atemnot plötzlich auf? Tritt sie nach Anstrengungen auf? Während der Nacht?	Il disturbo si presenta di colpo? Dopo uno sforzo? Durante la notte?
Leiden Sie an Asthma?	Soffre d'asma?
Müssen Sie husten?	Deve tossire?
Haben Sie Auswurf?	Deve espettorare?
Müssen Sie spucken?	Deve sputare?
Wie sieht der Auswurf aus: schleimig, flüssig, weiß, gelb, grün, braun, blutig, schwarz?	Come appare lo sputo: viscoso, liquido, bianco, giallo, verde, marrone, striato di sangue, nero?
Sind Sie erkältet?	È raffreddato?
Erkälten Sie sich oft?	Si raffredda spesso?
Haben Sie dabei Halsschmerzen?	Ha dolori alla gola?

Magen-Darm-Trakt / Apparato gastrointestinale

Deutsch	Italienisch
Haben Sie guten Appetit?	Ha buon appetito?
Können Sie alles essen?	Può mangiare di tutto?
Was können Sie nicht essen? Warum?	Cosa non può mangiare? E perché?
Haben Sie dabei Beschwerden?	Ha disturbi?
Haben Sie irgendwelche Beschwerden nach dem Essen: Magenbrennen, Sodbrennen, Krämpfe, Blähungen, Übelkeit?	Ha qualche disturbo dopo mangiato: bruciori di stomaco, pirosi, crampi, flatulenza, nausea?
Haben Sie ein Völlegefühl?	Ha sensazione di pesantezza allo stomaco?

Deutsch	Italienisch
Haben Sie Brechreiz?	Ha nausea?
Müssen Sie erbrechen?	Deve vomitare?
Wie sieht das Erbrochene aus: gelb, blutig, dunkelbraun (Kaffeesatz), mit Galle (bitter)?	Com'é il vomito: giallo, con sangue, marrone, con bile (amaro)?
Nehmen Sie Ihre Mahlzeiten regelmäßig ein?	Prende i pasti regolarmente?
Haben Sie an Gewicht zugenommen/abgenommen?	È aumentato o diminuito di peso?
Bleibt Ihr Gewicht konstant?	Il suo peso rimane costante?
Können Sie gut schlucken?	Può inghiottire bene?
Haben Sie regelmäßig Stuhlgang?	Va di corpo regolarmente?
Wie ist der Stuhl: normal, flüssig, hart, schwarz, braun, gelb, blutig?	Come sono le feci: normali, liquide, dure, nere, marroni, gialle, striate di sangue?
Nehmen Sie Abführmittel?	Prende lassativi?

Harnwege

Vie urinarie

Haben Sie Schmerzen in der Nierengegend?	Ha dolori in vicinanza dei reni?
Haben Sie Schwierigkeiten beim Wasserlassen?	Ha difficoltà di urinare?
Brennt es beim Wasserlassen?	Ha bruciori durante la minzione?
Müssen Sie häufiger Wasser lassen als früher?	Deve urinare più spesso di prima?
Müssen Sie während der Nacht Wasser lassen? Wieviel Mal?	Deve alzarsi durante la notte per urinare? Quante volte?
Hat der Urin einen ungewöhnlichen Geruch?	L'urina ha un odore particolare?
Hat der Urin eine ungewöhnliche Farbe: braun, rot?	Ha l'urina un colore strano: marrone, rossa?

Nervensystem

Fühlen Sie sich nervös / entspannt?

Haben Sie irgendwo eine Lähmung? Wo? Seit wann?

Können Sie überall gut spüren?
Wo ist dieser Gefühlsausfall?

Können Sie gut riechen?
Können Sie gut schmecken?

Können Sie gut sehen?
Sind Sie kurzsichtig / weitsichtig?
Sehen Sie trüb?
Haben Sie manchmal Flimmern vor den Augen?

Können Sie gut hören?
Spüren Sie manchmal Ohrensausen?

Haben Sie Schwindel?
Haben Sie einmal das Bewusstsein verloren? Wann? Wie oft?
Merken Sie, wenn es kommt?
Kommt es plötzlich?
Können Sie sich erinnern, was gerade vor der Ohnmacht geschehen ist?
Haben Sie sich dabei verletzt?

Gynäkologie

Wann hatten Sie die erste Periode?

Haben Sie schon die Menopause gehabt?

Sistema nervoso

Si sente nervoso/a, teso/a?

Ha qualche paralisi? Dove? Da quando?

Sente dappertutto bene?
Dove sente meno bene?

Può odorare bene?
Può gustare bene?

Ci vede bene?
È miope/presbite?
Vede male?
Ha talvolta tremori agli occhi?

Ci sente bene?
Ha talvolta ronzii negli orecchi?

Ha vertigini?
Ha perdite di coscienza? Quando? Quanto?
Se ne accorge?
Vengono improvvisamente?
Si può ricordare di quello che è avvenuto prima della perdita di coscienza?
Si è ferito/a in quell'occasione?

Ginecologia

Quando ha avuto la prima mestruazione?
È già in menopausa?

Deutsch	Italienisch
Wann war Ihre letzte Periode?	Quando ha avuto l'ultima mestruazione?
Haben Sie Ihre Periode regelmäßig? In welchen Zeitabständen?	Ha mestruazioni regolari? A che intervalli?
Wie lange dauern die Blutungen?	Quanto durano le mestruazioni?
Haben Sie starke Blutungen?	Sono forti?
Haben Sie Schmerzen während der Periode?	Ha dolori durante le mestruazioni?
Sind die Schmerzen stark?	Sono dolori forti?
Haben Sie Ausfluss?	Ha perdite bianche?
Haben Sie Zwischenblutungen?	Ha perdite intermedie di sangue?
Nehmen Sie die Pille?	Prende la pillola?
Haben Sie Geschlechtsverkehr?	Ha rapporti sessuali?
Sind Sie schwanger?	È incinta?
Besteht die Möglichkeit, dass Sie schwanger sind?	È possibile che sia incinta?
Wieviele Schwangerschaften hatten Sie?	Quante gravidanze ha avuto?
Haben Sie Fehlgeburten gehabt? Wieviele?	Quanti aborti ha avuto?
Welches Gewicht hatten Ihre Kinder bei der Geburt? Schreiben Sie es bitte hierhin.	Che peso avevano i suoi figli alla nascita? Lo scriva qui per favore!
Waren die Entbindungen normal?	Sono stati parti normali?

Pädiatrie / Pediatria

Deutsch	Italienisch
Wie alt ist Ihr Kind?	Che età ha il bambino?
Wie lange ist das Kind schon krank?	Da quanto tempo è il bambino malato?
Schreit es viel?	Strilla molto?
Wie ernähren Sie das Kind?	Come nutre il bambino?
Wird das Kind mit der Flasche ernährt?	Riceve il bambino la nutrizione con il biberon?

Deutsch	Italienisch
Muttermilch, Milchpulver, Kuhmilch, Brei, Gemüse, Fleisch, Fertignahrung	latte materno, latte in polvere, latte di mucca, cereali, verdura, carne, cibi preconfezionati
Nimmt das Kind zu? Wie viel?	Aumenta di peso il bambino? Di quanto?
Hat das Kind Appetit?	Il bambino ha un appetito normale?
Über welche Schmerzen klagt das Kind?	Che dolori ha il bambino?
Sind diese Schmerzen schon einmal aufgetreten?	Il bambino ha già avuto in precedenza questi dolori?

Unfälle / Incidente

Deutsch	Italienisch
Wann war der Unfall?	Quando è avvenuto l'incidente?
Wo ist es geschehen?	Dov'è accaduto?
Wie ist es geschehen?	Com'è accaduto?
Sind Sie gestürzt?	Lei è caduto/a?
Haben Sie sich verbrannt?	Si è bruciato/a?
Sind Sie bewusstlos geworden?	Ha perso coscienza?
Haben Sie viel Blut verloren?	Ha perduto molto sangue?
Können Sie … bewegen?	Può muovere …?
Spüren Sie …?	Sente …?

Statusaufnahme / Visita generale

Deutsch	Italienisch
Machen Sie bitte den Oberkörper frei.	Si svesta per favore nella parte superiore del corpo.
Legen Sie sich bitte hin.	Si sdrai per favore qui.
Setzen Sie sich bitte hierher.	Si sieda per favore qui.
Zeigen Sie mir bitte, wo es Ihnen weh tut.	Mi mostri dove le fa male.
Schmerzt es, wenn ich hier drücke?	Le duole se premo qui?
Sagen Sie mir, wenn ich Ihnen weh tue!	Mi dica quando le fa male.

Deutsch	Italienisch
Entspannen Sie sich, ganz locker lassen!	Si rilassi, senza fare contrazioni.
Wo tut es mehr weh, hier oder da?	Dove le fa più male, qui o qui?
Wohin strahlen die Schmerzen aus?	Dove irradiano i dolori?
Bewegen Sie bitte das Bein, den Fuß, die Hand, den Arm, die Finger, den Kopf.	Muova per favore la gamba, il piede, la mano, il braccio, le dita, la testa.
Schmerzt es, wenn ich hier bewege?	Le fa male se muovo qui?
Machen Sie den Mund auf!	Apra la bocca.
Strecken Sie die Zunge heraus!	Mostri la lingua.
Sagen Sie „A"!	Dica «a».
Husten Sie!	Tossisca.
Atmen Sie tief ein!	Respiri profondamente.
Halten Sie den Atem an!	Trattenga il respiro.
Öffnen Sie die Augen!	Apra gli occhi.
Schließen Sie die Augen!	Chiuda gli occhi.
Machen Sie mir nach!	Faccia come me.
Ich muss Ihnen die Temperatur/den Blutdruck messen.	Le devo misurare la temperatura/la pressione.
Ich muss Ihnen ein Elektrokardiogramm machen.	Le devo fare un elettrocardiogramma.
Ich muss Ihnen Blut zur Untersuchung abnehmen.	Le devo fare un prelievo di sangue, per un'analisi.
Man muss Ihren Urin untersuchen.	Le devo analizzare l'urina.
Lassen Sie etwas Urin hier!	Faccia un po' di urina qui.

Diagnosemitteilung —— Diagnostica

Sie haben …	Lei ha …
Sie haben nichts Schlimmes.	Lei non ha niente di grave.
Ihre Krankheit ist harmlos.	La sua malattia è una cosa banale.
Sie werden sich bald erholen.	Lei si rimetterà presto.

Deutsch	Italienisch

Sie haben keine harmlose Krankheit.
Ihre Krankheit ist ansteckend.

Lei ha una malattia seria.
La sua malattia è contagiosa.

Sie müssen ins Krankenhaus.
Ich muss Sie zum Spezialisten schicken.

Dev'essere ricoverato.
La devo mandare dallo specialista.

Bringen Sie bitte einen Dolmetscher mit.

Porti con sé una persona che le faccia da interprete.

Sie müssen operiert werden.
Sie müssen sofort operiert werden, da Lebensgefahr besteht.

Lei dev'essere operato.
Lei dev'essere operato urgentemente perche la sua vita è in pericolo.

Ihr Arm / Bein ist gebrochen, gestaucht, gezerrt.
Sie haben einen Erguss im Gelenk.
Sie brauchen einen Gips / einen elastischen Verband.

Il suo braccio/la sua gamba è rotta, lussata, ha avuto una distorsione.
Ha del liquido nell'articolazione.
Ha bisogno di un gesso, di una benda elastica.

Ihr Blutzucker ist erhöht.
Ihr Blutdruck ist zu hoch / zu tief.

Ha troppo zucchero nel sangue.
La pressione è troppo alta/troppo bassa.

Die Resultate der Blutuntersuchung sind normal.

I risultati dell'analisi del sangue sono normali.

Sie sind schwanger.

Lei è incinta.

Sie müssen Röntgenaufnahmen machen lassen.

Lei deve fare una radiografia.

Therapie und Verordnungen

Terapie, ricette mediche e prescrizioni

Medikamente, Arzneimittel
Ich gebe Ihnen ein Rezept.
Tropfen, Tabletten, Kapseln, Zäpfchen, Spritzen, Salbe

medicamenti, medicinali
Le do una ricetta.
gocce, pastiglie, capsule, supposte, iniezioni, pomata

Deutsch	Italienisch
alle … Stunden	tutte le … ore
einmal täglich	una volta al giorno
jeden zweiten Tag	ogni due giorni
morgens, mittags, abends, nachts, vor dem Essen, nach dem Essen, während des Essens, vor dem Schlafgehen	mattina, mezzogiorno, sera, notte, prima dei pasti, dopo i pasti, durante i pasti, prima d'andare a letto
ein Kaffeelöffel, ein großer Löffel	un cucchiaio da caffè, un cucchiaio da minestra
mit Wasser, mit reichlich Wasser	con acqua, con molta acqua
Sie müssen die Tablette in etwas Wasser auflösen.	Deve fare sciogliere la pastiglia in un po d'acqua.
Sie müssen die Tablette schlucken.	Deve ingoiare la pastiglia.
Sie müssen die Tablette lutschen. Sie dürfen sie nicht zerkauen.	Deve lasciarla sciogliere in bocca. Non la deve masticare.
Damit sollen Sie gurgeln.	Con questo deve fare dei gargarismi.
Damit sollen Sie inhalieren.	Con questo deve inalare.
Trinken Sie es nicht!	Non lo beva.
Nur äußerlich anzuwenden, auf die Haut.	Solo per uso esterno, sulla pelle.
Sie müssen die Haut täglich / zweimal täglich mit Salbe einreiben.	Deve frizionare la pelle tutti i giorni / due volte al giorno.
Sie dürfen den Verband nicht abnehmen.	Non deve togliere il bendaggio.
Sie können den Verband nachts abnehmen.	Puo togliere il bendaggio durante la notte.
Machen Sie einen kalten / warmen Umschlag.	Faccia un impacco freddo / caldo.
Sie müssen … mal täglich … Tropfen ins Auge geben.	Deve mettere … volte al giorno … gocce nell'occhio.
Essen Sie nichts.	Non mangi niente.
Trinken Sie viel!	Beva molto.
Meiden Sie fettreiche Nahrung.	Eviti i cibi grassi.

Deutsch	Italienisch
Sie sollten abnehmen.	Lei deve dimagrire.
Halten Sie Diät.	Mantenga la dieta.
Sie sollten nicht mehr rauchen.	Lei non deve più fumare.
Ich muss Ihnen eine Spritze geben.	Le devo fare un'iniezione.
Ich muss Ihnen eine Einspritzung in die Vene/in den Oberschenkel/ins Gesäß/in den Arm/ins Gelenk machen.	Le devo fare un'iniezione nella vena, nella coscia, nella natica, nel braccio, nell'articolazione.
Es wird nicht weh tun.	Non farà male.
Sie müssen jeden Tag/jeden zweiten Tag zu einer Injektion kommen.	Deve venire tutti i giorni/ogni due giorni.
Sie müssen zur Bestrahlung, Massage, Physiotherapie, Ergotherapie.	Ha bisogno di: radioterapia, massaggio, fisioterapia, ergoterapia.
Bleiben Sie im Bett!	Rimanga a letto.
Sie sollten sich im Bett möglichst ruhig verhalten.	Deve rimanere tranquillo a letto!
Bewegen Sie sich auch im Bett, so viel Sie nur können!	A letto, cerchi di muoversi il più possibile!
Machen Sie alles, was Ihnen nicht weh tut.	Faccia pure tutto quanto non le provochi dolore!
Sie dürfen das Bein nicht belasten.	Non deve caricare questa gamba!
Sie dürfen das Bein nur wenig (mit 10 kg) belasten. Kontrollieren Sie das, indem Sie den Fuß auf eine Wage stellen!	Deve caricare questa gamba solo minimamente, cercando di non superare i 10 kg. Controlli, posando il piede su una bilancia!
Stehen Sie soviel wie möglich auf!	Può stare in piedi quanto vuole!
Marschieren Sie täglich mehrmals!	Passeggi più volte al giono!
Sie dürfen keinen Sport treiben.	Eviti qualsiasi attività sportiva.
Sie sollten so viel wie möglich Treppen steigen, nicht Lift fahren.	Si deve sforzare a fare le scale e eviti i lift!
Sie sollten keine schweren Lasten tragen.	Deve evitare di portare pesi!
Sie sollten keine schweren Lasten heben.	Deve evitare di sollevare pesi!
Kommen Sie in … Tagen/Wochen wieder.	Ritorni fra … giorni/settimane.

Deutsch	Italienisch
Kommen Sie morgen/übermorgen wieder.	Ritorni domani, dopodomani.
Kommen Sie nächsten Montag/ Dienstag wieder.	Venga lunedì/martedì … prossimo.
Sie müssen wieder zur Kontrolle kommen.	Lei deve ritornare per un altro controllo.
Bringen Sie bitte einen Dolmetscher mit.	Porti con sé una persona che le faccia da interprete.
Messen Sie das Fieber!	Si misuri la febbre.
Ich muss Sie krank melden.	Devo fare un certificato di malattia.
Gute Besserung!	Buona guarigione!

Krankheitsnamen

Nome delle malattie

Abszess	ascesso
Abtreibung	aborto
Aids	SIDA
Akne	acne
Allergie	allergia
Anämie	anemia
Angina	angina
Angina pectoris	angina pectoris
Arteriosklerose	arteriosclerosi
Arthritis	artrite
Asthma	asma
Bänderverletzung	lesione ai ligamenti
Bandscheibenschaden	ernia del disco intervertebrale
Bandwurm	tenia, verme solitario
Bauchspeicheldrüsenentzündung	pancreatite
Bindehautentzündung	congiuntivite
Blasenentzündung	cistite
Blasensteine	calcoli della vescica
Blinddarmentzündung	appendicite
Blutung	emorragia

Deutsch	Italienisch
Blutvergiftung	intossicazione del sangue, setticemia
Brand	gangrena
Bronchitis	bronchite
Bruch	ernia
Darmentzündung	enterite
Dermatose	dermatosi
Durchblutungsstörungen	ischemia
Eierstockentzündung	ooforite
Ekzem	eczema
Embolie	embolia
Entzündung	infiammazione
Epilepsie	epilessia
Erkältung	raffreddore
Fluor	perdite vaginali
Furunkel	foruncolo
Fußpilz	micosi del piede
Gallenblasenentzündung	colecistite
Gallenkolik	colica epatica
Gallensteine	calcoli biliari
Gebärmutterentzündung	endometrite
Gehirnerschütterung	commozione cerebrale
Gelbfieber	febbre gialla
Gelbsucht	itterizia
Gelenkrheumatismus	reumatismo articolare
Geschlechtskrankheiten	malattie veneree
Geschwür	ulcera
Gicht	gotta
Gleichgewichtsstörungen	disturbi dell'equilibrio
Gonorrhö	gonorrea
Grippe	influenza
Gürtelrose	herpes zoster (fuoco di S. Antonio)
Hämorrhoiden	emorroidi
Harnvergiftung	uremia
Hautkrankheit	malattia della pelle
Hepatitis	epatite

Deutsch	Italienisch
Herzinfarkt	infarto miocardico
Herzklappenfehler	valvulopatia cardiaca
Herzkrankheit	malattia di cuore
Herzmuskelschwäche	insufficienza cardiaca
Heufieber	febbre da fieno
Hexenschuss	lombalgi
Hirnhautentzündung	meningite
Hirnschlag	apoplessia
Hodenbruch	ernia scrotale
Hodenentzündung	orchite
Hysterie	isterismo
Infarkt	infarto
Infektion	infezione
Ischias	sciatica
Karies	carie dentaria
Katarrh	catarro
Kehlkopfentzündung	laringite
Keuchhusten	tosse canina, pertosse
Kinderlähmung	poliomielite
Krampfadern	varici
Krebs	cancro
Kreislaufschwäche	insufficienza della circolazione
Kreislaufstörungen	disturbi di circolazione
Kropf	gozzo
Lähmung	paralisi
Leistenbruch	ernia inguinale
Leukämie	leucemia
Lungenentzündung	polmonite
Magen-Darmentzündung	gastroenterite
Magengeschwür	ulcera gastrica
Magenschleimhautentzündung	gastrite
Magersucht	anoressia
Malaria	malaria (paludismo)
Mandelentzündung	tonsillite
Masern	morbillo
Migräne	emicrania

Deutsch	Italienisch
Mittelohrentzündung	otite media
Mumps	orecchioni
Muskelrheumatismus	reumatismo muscolare
Muskelriss	strappo muscolare
Nabelbruch	ernia ombelicale
Nasenpolypen	polipo del naso
Nervenentzündung	neurite
Nervöse Störung	atassia
Nesselfieber	orticaria
Neuralgie	neuralgia
Neurose	neurosi
Nierenbeckenentzündung	pielite
Nierenentzündung	nefrite
Nierenstein	calcoli renali
Ödem	edema
Ohrenentzündung	otite
Peritonitis, Bauchfellentzündung	peritonite
Phlegmone	flemmone
Polytoxikomanie	politossicomania
Prostataleiden	prostatite
Rachenentzündung	faringite
Rachitis	rachitide
Rheuma	reumatismo
Rhinitis	rinite
Rippenfellentzündung, Pleuritis	pleurite
Röteln	rosolia
Ruhr	dissenteria
Sarkom	sarcoma
Scharlach	scarlattina
Schnupfen	raffreddore
Schwindel	vertigini
Sehnenscheidenentzündung	tendovaginite
Sepsis	setticemia
Star, grauer	cataratta
Starrkrampf (Tetanus)	tetano

Deutsch	Italienisch
Stirnhöhlenentzündung	sinusite
Syphilis	sifilide
Tollwut	rabbia
Tuberkulose	tubercolosi
Tumor (gutartig, bösartig)	tumore (benigno / maligno)
Typhus	tifo
Venenentzündung	flebite
Verbrennung	bruciatura, scottatura
Vergiftung	avvelenamento
Verrenkung	lussazione
Verstauchung	slogatura
Wasserkopf	idrocefalo
Windpocken	varicella/e
Wundinfektion	infezione della ferita
Würmer	vermi
Zahnfleischentzündung	gengivite
Zuckerkrankheit	diabete
Zwölffingerdarmgeschwür	ulcera duodenale
Zirrhose	cirrosi

Symptome und Fachausdrücke

Sintomi e vocabolario tecnico

Deutsch	Italienisch
Abmagerung	dimagrimento
Akut	acuto
Anästhesie, Anästhetikum	anestesia/anestetico
Antibiotikum	antibiotico
Appetitlosigkeit	inappetenza
Atembeschwerden	difficoltà di respiro
Atemgeruch	alito cattivo
Atmung, künstliche Atmung	respirazione, respirazione artificiale
Aufstoßen	eruttazione
Ausschlag	eritema
Bauchkrampf	crampi al ventre

Deutsch	Italienisch
Bauchweh	mal di ventre
Beißen	prurito
Blähungen	flatulenza
Blasengries	renella
Blasenkatheter	catetere
Blut	sangue
Blutbild	quadro ematologico
Blutdruck (hoher, niedriger)	pressione sanguigna (alta/bassa)
Blutdrucksenkung	diminuzione della pressione sanguigna
Blutdrucksteigerung	aumento della pressione sanguigna
Blutprobe	analisi del sangue
Blutsenkung	sedimentazione sanguigna
Bluttransfusion	trasfusione di sangue
Brandblase	bolla da scottatura
Brandwunde	bruciatura
Brechreiz	nausea
Chronisch	cronico
Darmentleerung	evacuazione
Diät	dieta
Druckgefühl	sensazione di pesantezza
Durchfall	diarrea
Eiter	pus
Eiterbläschen	pustola
Eiterung	suppurazione
Epidemie	epidemia
Erbrechen	vomitare
Erfrieren	assideramento
Erkältung, sich erkälten	raffreddarsi
Ertrinken	annegare
Fasten	digiunare
Fehlgeburt	aborto
Fieber	febbre
Flimmern vor den Augen	vedere punti luminosi
Frieren	avere freddo

Deutsch	Italienisch
Frösteln	avere dei brividi / rabbrividire a freddo
Frühgeburt	parto prematuro
Galle	bile
Gebiss, Zahnprothese	dentatura
Geburt	parto
Geburtswehen	doglie del parto
Gelenkschmerzen	dolori alle articolazioni
Geschlechtsreife	pubertà
Geschwulst	tumore
Gesichtsfarbe	colorito del volto
Haarausfall	caduta di capelli
Halsschmerz	mal di gola
Halsstarre, steifer Hals	torcicollo
Harn	urina
Harndrang	bisogno di urinare
Harnsäure	acido urico
Harnstoff	urea
Harnverhaltung	ritenzione dell'urina
Hautfarbe	colore della pelle
Hautrötung	eritema (solare)
Heiserkeit	raucedine
Herzasthma	asma cardiaca
Herzklopfen	palpitazione
Husten	tosse
Impfung	vaccinazione
Impotenz	impotenza
Jucken	prurito
Kaiserschnitt	taglio cesareo
Knoten	nodo, tubercolo, ganglio
Komplikation	complicazione
Kolik	colica
Kollaps	collasso
Kongestion	congestione
Krämpfe	crampi, convulsioni

Deutsch	Italienisch
Krank	malato
Krankheit	malattia
Kreislauf	circolazione
Kribbeln	formicolio
Kur	cura
Leberfunktion	funzione epatica
Lungenblutung	emottisi (emorragia polmonare)
Magenbrennen	bruciore allo stomaco
Magendrücken	peso allo stomaco
Magensaft	succo gastrico
Magensäure	acido gastrico
Magenspülung	lavaggio gastrico
Menopause	menopausa
Menstruation	mestruazione
Milchgebiss	denti di latte
Müdigkeit	stanchezza
Muskelkater	dolore muscolare/crampi
Narbe	cicatrice
Nasenbluten	sangue dal naso, epistassi
Nervenzusammenbruch	crisi nervosa
Nervosität	nervosità
Nierenkolik	colica renale
Nierenzysten	ciste renale
Niesen	starnutire
Ohnmacht	svenimento
Ohrenschmerzen	dolori all'orecchio
Periodenschmerzen	dolori mestruali
Punktion	punzione
Quetschung	contusione
Reißen (in den Gliedern)	dolori acuti
Reizbarkeit	irritabilità
Reizhusten	tosse nervosa
Rekonvaleszenz	convalescenza
Rückfall	ricaduta

Deutsch	Italienisch
Schlaflosigkeit	insonnia
Schmerzen	dolori
Schock	shock
Schüttelfrost	brivido
Schwäche	debolezza
Schwangerschaft	gravidanza
Schweiß	sudore
Schwere Beine	gambe pesanti
Sehstörung	disturbi visivi
Sodbrennen	pirosi
Sonnenstich	insolazione
Spastisch	spastico
Speichel	saliva
Stich	puntura
Stoffwechsel	metabolismo
Stoffwechselstörung	disturbi metabolici
Stuhl	feci
Stuhlgang	evacuazione di corpo
Therapie	terapia
Thermometer	termometro
Thrombose	trombosi
Transfusion	trasfusione
Tremor	tremore
Übelkeit	nausea
Unfall	infortunio
Unterleibsschmerzen	crampi all'addome
Verdauung	digestione
Verstopfung	costipazione
Wachstum	crescita
Wallungen	vampe di calore
Wunde	ferita
Zahnfüllung	stuccatura
Zahnpflege	igiene dei denti
Zahnschmerz	mal di denti
Zyste	ciste

Anatomie / Anatomia

Deutsch	Italienisch
Arm	braccio
Arterie	arteria
Auge	occhio
Augenlid	palpebra
Band	legamento
Bandscheibe	disco intervertebrale
Bauch	ventre
Becken	bacino
Bein	gamba
Blinddarm	appendice
Brust	petto
Brustkorb	torace
Darm	intestino
Daumen	pollice
Dickdarm	grosso intestino
Drüsen	ghiandole
Dünndarm	intestino tenue
Eierstöcke	ovaia
Ellbogen	gomito
Ferse	tallone
Finger	dito
Fuß	piede
Fußgelenk	articolazione del piede / caviglia
Fußknöchel	malleolo
Gallenblase	cistifellea
Gaumen	palato
Gebärmutter	utero
Gehirn	cervello
Gelenk	articolazione
Haar	capelli
Hals	collo
Hand	mano

Deutsch	Italienisch
Handgelenk	polso
Harnblase	vescica
Harnröhre	uretra
Haut	pelle
Herz	cuore
Hoden	testicolo
Hüftgelenk	articolazione dell'anca
Kehlkopf	laringe
Kiefer	mandibola
Knie	ginocchio
Kniegelenk	articolazione del ginocchio
Knochen	ossa
Kopf	testa
Leber	fegato
Lippe	labbro
Lunge	polmone
Lymphknoten	nodo (ganglio) linfatico
Magen	stomaco
Mandeln	tonsille
Milz	milza
Mund	bocca
Muskel	muscolo
Nabel	ombelico
Nacken	nuca
Nagel	unghia
Nase	naso
Nerv	nervo
Niere	rene
Oberschenkel	coscia
Ohr	orecchio
Prostata	prostata
Rachen	faringe
Rippen	coste

Deutsch	Italienisch
Rücken	schiena
Rückenmark	midollo spinale
Scheide	vagina
Schlüsselbein	clavicola
Schulter	spalla
Schultergürtel	cintura scapolare
Sehne	tendine
Stimmbänder	corde vocali
Stirn	fronte
Stirnhöhle	seno frontale
Unterarm	avambraccio
Vene	vena
Wirbel	vertebra
Wirbelsäule	colonna vertebrale
Zahn, Zähne	denti
Zahnfleisch	gengiva
Zehe	dito del piede
Zunge	lingua
Zwölffingerdarm	duodeno

Zahlen — Numeri

eins	uno
zwei	due
drei	tre
vier	quattro
fünf	cinque
sechs	sei
sieben	sette
acht	otto
neun	nove
zehn	dieci

Deutsch	Italienisch
zwanzig	venti
dreißig	trenta
vierzig	quaranta
fünfzig	cinquanta
sechzig	sessanta
siebzig	settanta
achtzig	ottanta
neunzig	novanta
hundert	cento
tausend	mille
erste	primo
zweite	secondo
dritte	terzo
einmal	una volta
zweimal	due volte
dreimal	tre volte
ein Viertel	un quarto
ein Drittel	un terzo
ein Halb	un mezzo
ein Ganzes	un intero

Zeit / Tempo

heute	oggi
morgen	domani
übermorgen	dopodomani
gestern	ieri
vorgestern	l'altro ieri
diese Woche	questa settimana
nächste Woche	la settimana prossima
letzte Woche	la settimana scorsa
bald	presto
später	più tardi

Deutsch	Italienisch
vor kurzem	da poco
während kurzer Zeit	durante poco tempo
vor langer Zeit	da lungo tempo
während langer Zeit	durante lungo tempo
am Morgen	al mattino
am Mittag	a mezzogiorno
am Nachmittag	al pomeriggio
am Abend	alla sera
in der Nacht	durante la notte
Tag, Tage	giorno/i
Stunde, Stunden	ora/e
Minute, Minuten	minuto/i
Sekunde, Sekunden	secondo/i
Wochentage: Montag, Dienstag, Mittwoch, Donnerstag, Freitag, Samstag, Sonntag	giorni della settimana: lunedì, martedì, mercoledì, giovedì, venerdì, sabato, domenica
Monate: Januar, Februar, März, April, Mai, Juni, Juli, August, September, Oktober, November, Dezember	mesi: gennaio, febbraio, marzo, aprile, maggio, giugno, luglio, agosto, settembre, ottobre, novembre, dicembre
Jahreszeiten: Frühling, Sommer, Herbst, Winter	stagioni: primavera, estate, autunno, inverno

Farben / Colori

weiß	bianco
gelb	giallo
rot	rosso
rosa	rosa
braun	marrone
grün	verde
blau	blu
schwarz	nero

Lokalisation

oben
unten
rechts
links
hinten
vorne
seitlich

Localizzazione

sopra
sotto
destra
sinistra
dietro
davanti
di lato

Spanisch / Español

Grußformeln und Allgemeines	119	Pädiatrie	131
Angaben zur Person	120	Unfälle	132
Familienanamnese	120	Statusaufnahme	132
Persönliche Anamnese	121	Diagnosemitteilung	133
Arbeitsplatz-Anamnese	124	Therapie und Verordnungen	134
Jetziges Leiden: Allgemeines	125	Krankheitsnamen	137
Kardiovaskuläres System	127	Symptome und Fachausdrücke	141
Respirationstrakt	128	Anatomie	146
Magen-Darm-Trakt	128	Zahlen	148
Harnwege	129	Zeit	149
Nervensystem	130	Farben	150
Gynäkologie	130	Lokalisation	151

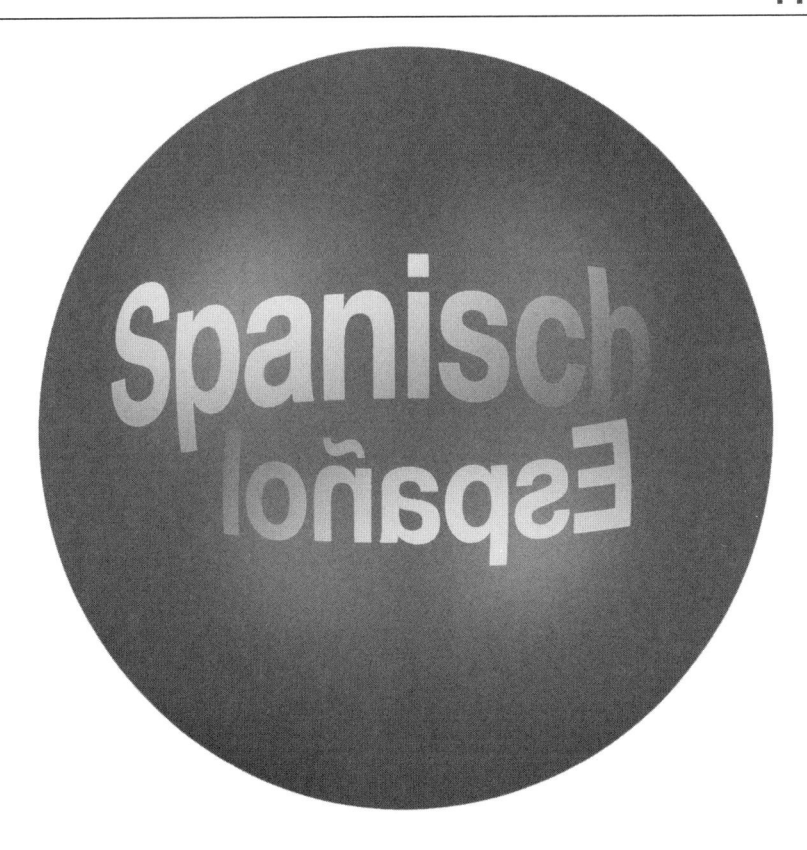

Deutsch	Spanisch
Grußformeln und Allgemeines	**Saludo y generalidades**

Guten Tag!	¡Buenos días!
Guten Abend!	¡Buenas tardes!
Gute Nacht!	¡Buenas noches!
Auf Wiedersehen!	¡Hasta la vista!
Herr	Señor
Frau	Señora
bitte	por favor
danke, vielen Dank	gracias, muchas gracias
Entschuldigen Sie!	¡Discúlpeme!
sehr gut	muy bien
ja	si
nein	no
Ich habe Sie nicht verstanden.	No le he entendido.
Wiederholen Sie bitte langsam.	Repita lentamente, por favor.
Ich verstehe.	Entiendo.
Verstehen Sie?	¿Me entiende?
Schreiben Sie es bitte hier auf.	Escríbalo aquí, por favor.
Sind Sie von einem Dolmetscher begleitet?	Le acompaña un traductor?
Bringen Sie bitte einen Dolmetscher mit.	Traiga un traductor, por favor.
Setzen Sie sich bitte.	Tome asiento, por favor.
Gehen Sie bitte ins Wartezimmer.	Vaya a la sala de espera, por favor.
Gute Besserung!	¡Que se mejore!

Angaben zur Person

Name, Vorname
Geburtsdatum
Alter
Geburtsort
Adresse
Telephonnummer

verheiratet, ledig, verwitwet, geschieden
Kinderzahl

Beruf
Arbeitsort
Arbeitgeber

Welche Krankenkasse?
Welche Unfallversicherung?

Wie lange wohnen Sie hier?

Wie heißt Ihr Hausarzt?

Unterschreiben Sie bitte hier.

Familienanamnese

Vater
Mutter
Sohn
Tochter
Bruder
Schwester
Ehemann
Ehefrau

Datos personales

apellido, nombre
fecha nacimiento
edad
lugar de nacimiento
dirección
número de teléfono

casado/a, soltero/a, viudo/a, divorciado/a
número de hijos

profesión
lugar de trabajo
empresario, patrono

¿Cuál es su seguro de enfermedad?
¿Cuál es su seguro de accidente?

¿Cuánto tiempo hace que vive usted aquí?

¿Cómo se llama su médico de cabecera?

Firme aquí, por favor.

Antecedentes familiares

padre
madre
hijo
hija
hermano
hermana
marido
mujer

Deutsch	Spanisch
Cousin, Cousine	primo, prima
Onkel	tío
Tante	tía
Neffe	sobrino
Nichte	sobrina
Großvater	abuelo
Großmutter	abuela
Verwandte	parientes

Lebt Ihr Vater / Ihre Mutter noch?	¿Su padre / madre vive?
Wie alt ist Ihr Vater / Ihre Mutter?	¿Cuántos años tiene su padre / madre?
Wieviele Geschwister haben Sie?	¿Cuántos hermanos tiene usted?
Leben sie alle noch?	¿Viven todos?
Sind sie alle gesund?	¿Están sanos todos?
Kommen irgendwelche Krankheiten in Ihrer Familie häufig vor?	¿Hay algunas enfermedades que son frecuentes en su familia?
Sind Ihnen in Ihrer Familie Fälle von Zuckerkrankheit, Tuberkulose, Bluthochdruck, Herzinfarkt, Drüsenkrankheiten, Allergien, Stoffwechselstörungen, Krebs, Geisteskrankheiten, Epilepsie bekannt?	¿Tiene antecedentes familiares de diabetes, tuberculosis, hipertensión, infarto, enfermedades endocrinas, alergias, enfermedades metabólicas, cáncer, enfermedades mentales, epilepsia?
Haben Sie Kinder?	¿Tiene usted hijos?
Wieviele?	¿Cuántos?
Wie alt sind sie?	¿Cuántos años tienen?

Persönliche Anamnese

Antecedentes personales

Waren Sie kürzlich bei einem Arzt in Behandlung? Wegen was?

¿Ultimamente ha estado usted bajo algún tratamiento médico? ¿Para qué?

Waren Sie schon einmal im Spital? Wann? Was hatten Sie?

¿Ha sido internado ya alguna vez en un hospital? ¿Cuándo? ¿Por qué motivo?

Deutsch	Spanisch
Wurden Sie operiert?	¿Tuvo que ser operado/a?
Haben Sie schwere Krankheiten durchgemacht? Welche?	¿Ha padecido usted enfermedades graves? ¿Cuales?
Infektionskrankheiten: Tuberkulose, Typhus, Cholera, Amöbenruhr, Malaria, Schlafkrankheit, Geschlechtskrankheiten, Hepatitis A/B/C, Aids (HIV-Infektion)	Infecciones: tuberculosis, tifus, cólera, disentería amebiana, malaria, enfermedad del sueño, enfermedades venéreas, hepatitis A/B/C, SIDA
Wo sind sie aufgewachsen?	¿Dónde ha pasado usted su infancia?
Welche Kinderkrankheiten haben Sie durchgemacht?	¿Qué enfermedades ha padecido usted?
Masern, Mumps, Röteln, Scharlach, Windpocken, Diphterie, Keuchhusten, Kinderlähmung	sarampión, paperas, rubeola, escarlatina, varicela, difteria, tosferina, polio
Wurden Sie in den letzten Jahren geimpft?	¿Ha recibido alguna vacuna en los últimos años?
Gegen was sind Sie geimpft?	¿Contra qué está usted vacunado/a?
Sind Sie geimpft gegen: Tetanus, Kinderlähmung, Diphterie, Keuchhusten, Masern, Röteln, Hirnhautentzündung, Hepatitis A/B, Gelbfieber, Cholera?	¿Está usted vacunado/a contra: tétanos, polio, difteria, tosferina, sarampión, rubeola, paperas, meningitis, hepatitis A/B, fiebre amarilla, cólera?
Haben Sie Bluttransfusionen bekommen?	¿Ha recibido transfusiones de sangre?
Üben Sie ungeschützten Geschlechtsverkehr aus, d.h. ohne Kondom?	¿Tiene contactos sexuales sin protección, es decir sin preservativo?
Verkehren Sie mit einem Partner, oder wechseln Sie den Partner häufig? Wie häufig?	¿Cambia de pareja? ¿Con que frecuencia?
Waren Sie in den Tropen? Wann? Wo genau?	¿Estuvo usted ya alguna vez en una zona tropical? ¿Cuándo? ¿Dónde exactamente?
Haben Sie eine Malariaprophylaxe durchgeführt? Wenn ja, womit?	¿Se ha protegido contra la malaria? En caso afirmativo ¿con qué?
Sind Sie von Zecken gebissen worden? Hat das irgendwelche Folgen gehabt?	¿Le ha mordido una garrapata? ¿Tuvo alguna reacción?

Deutsch	Spanisch
Nehmen Sie jetzt irgendwelche Medikamente? Welche?	¿Toma usted actualmente algún medicamento? ¿Cuáles?
Haben Sie den Eindruck, dass sie etwas nutzen?	¿Tiene la impresión de que le hacen efecto?
Nehmen Sie Ihre Medikamente regelmäßig?	¿Toma usted sus medicamentos con regularidad?
Nehmen Sie Drogen?	¿Toma drogas?
Welche: Haschisch, Marihuana, Kokain (Koks), Heroin, Amphetamine (Speed), Ecstasy, Methadon, LSD oder irgendwelche anderen?	¿Cuales: hashish, marihuana, cocaína, heroína, amfetaminas (speed), éxtasi, metadona, LSD u otras?
Rauchen oder sniffen Sie diese Drogen, oder spritzen Sie sie?	¿Las fuma, esnifa o inyecta?
Nehmen Sie diese Drogen täglich oder sporadisch?	¿Las toma a diario o sólo esporadicamente?
Sind Sie an diese Drogen so gewöhnt, dass Sie nicht mehr ohne sie leben möchten?	¿Está acostumbrado a las drogas? ¿Depende de ellas para vivir?
Haben Sie schon einmal eine Entziehungskur durchgemacht? Wieviele? Wann?	¿Ha hecho alguna vez un tratamiento de desintoxicación? ¿Cuántos, cuándo?
Nehmen Sie regelmäßig Kopfwehtabletten oder andere Schmerz- oder Beruhigungsmittel?	¿Toma regularmente pastillas para el dolor de cabeza? ¿Y otros analgésicos o calmantes?
Rauchen Sie?	¿Fuma usted?
Wieviele Zigaretten/Pfeifen/Zigarren pro Tag?	¿Cuántos cigarillos/pipas/puros al día?
Was trinken Sie? Bier, Wein, Schnaps?	¿Qué bebe? ¿cerveza, vino, aguardientes?
Wie viel davon trinken Sie?	¿Qué cantidad toma?
Haben Sie eine Allergie? Worauf?	¿Tiene alergias? ¿A qué?
Sind Sie allergisch auf Nahrungsmittel, Medikamente (zum Beispiel Antibiotika), Insektenstiche, Pflanzenpollen oder Hausstaub?	¿Tiene alergias a alimentos? ¿A medicamentos (por ejemplo antibióticos), picaduras de insectos, al polen o al polvo (ácaros)?

Deutsch	Spanisch
Haben Sie Hautausschläge?	¿Tiene erupciones cutáneas?
Haben Sie Asthma?	¿Tiene asma?
Haben Sie schon einmal einen Schock durchgemacht? Mussten Sie hospitalisiert werden?	¿Ha padecido alguna vez un shock? ¿Tuvo que ser hospitalizado?
Kommen diese Krankheiten in Ihrer Familie oft vor?	¿Padecen en su familia con frecuencia de estas enfermedades?
Kennen Sie die Ursache oder die auslösende Substanz?	¿Conoce la causa o qué lo provoca?
Haben Sie Haustiere: Katze, Hund, Vögel?	¿Convive con animales domésticos: gato, perro, pájaros?

Arbeitsplatz-Anamnese Condiciones laborales

Deutsch	Spanisch
Arbeiten Sie zur Zeit?	¿Trabaja usted actualmente?
Ist es eine schwere körperliche Arbeit?	¿Es un trabajo que requiere gran esfuerzo físico?
Haben Sie Ihren Militärdienst geleistet?	¿Ha hecho el servicio militar?
Geht es Ihnen an Ihrem Arbeitsplatz gut? Warum nicht?	¿Se siente bien en su lugar de trabajo? ¿Porqué no?
Sind Sie jetzt giftigen oder krebserzeugenden Substanzen am Arbeitsplatz ausgesetzt? War das früher der Fall?	¿Está actualmente expuesto a substancias venenosas o cancerígenas en el trabajo? ¿Y con anterioridad?
Müssen Sie spezielle Vorsichtsmaßnahmen treffen?	¿Tiene que protegerse especialmente?
Tragen Sie eine Maske, einen Schutzanzug, spezielle Handschuhe, eine Brille?	¿Lleva máscara, traje protector, guantes especiales, gafas?
Arbeiten Sie den ganzen Tag am Bildschirm?	¿Trabaja todo el día ante la pantalla de la computadora?
Fühlen Sie sich am Arbeitsplatz unter Druck gesetzt?	¿Se siente agobiado en su trabajo?

Deutsch	Spanisch

Jetziges Leiden: Allgemeines

Enfermedad actual: Generalidades

Welche Beschwerden haben Sie?	¿Qué le pasa?
Haben Sie Kopfschmerzen?	¿Tiene dolor de cabeza?
Brustschmerzen	dolor en el pecho
Bauchschmerzen	dolores abdominales
Schmerzen an den Beinen, Füßen, Händen, Armen	dolores en las piernas, pies, manos, brazos
Halsschmerzen	dolor de garganta
Ohrenschmerzen	dolor de oído
Rückenschmerzen	dolor de espalda
Nierenschmerzen	dolor de riñones
Schluckbeschwerden	molestias al tragar
Verdauungsstörungen: Durchfall, Verstopfung, Blähungen, Magenbrennen, Sodbrennen	trastornos digestivos: descomposición (diarrea), estreñimiento, aires, ardor de estómago, pirosis.
Brechreiz	náuseas (ganas de vomitar)
Appetitverlust	pérdida de apetito
Atembeschwerden	molestias al respirar
Schwierigkeiten beim Wasserlassen	dificultades para orinar
Brennen beim Wasserlassen	escozor al orinar
Schlafstörungen	trastornos del sueño
Schwindel	vértigo
Bewusstseinsstörungen	desvanecimientos
Fühlen Sie sich schwer krank?	¿Se siente usted gravemente enfermo?
Seit wann haben Sie diese Beschwerden?	¿Desde cuando tiene estas molestias?
Sind diese Schmerzen früher schon einmal aufgetreten? Wann?	¿Tuvo ya alguna vez este tipo de dolor anteriormente? ¿Cuándo?
Wo haben Sie Schmerzen?	¿Dónde tiene dolor?
Zeigen Sie mir, wo es Ihnen weh tut.	¡Señale el lugar donde le duele!
Wie sind die Schmerzen: stark, mäßig, schwach, lokalisiert, diffus, ausstrahlend, dumpf, stechend, andauernd, krampfartig, bohrend, brennend, elektrisierend?	¿Cómo es el dolor: intenso, soportable, suave, localizado, difuso, irradiado, opresivo, punzante, constante, intermitente, profundo, ardiente, electrizante?

Deutsch	Spanisch
Würden Sie bitte die Schmerzintensität auf einer Skala zwischen null und zehn mit einer Zahl bezeichnen? Dabei bedeutet null „keine Schmerzen" und zehn „nicht mehr aushaltbare Schmerzen".	Por favor indique la intensidad del dolor en una escala de 0 a 10,0 significa «sin dolor» y 10 «dolor inaguantable».
Treten die Schmerzen im Zusammenhang mit einer bestimmten Tätigkeit auf?	¿Surge el dolor en relación con cierta actividad?
Wann treten die Beschwerden auf: morgens, abends, nachts, tagsüber, nach dem Essen, vor dem Essen, beim Gehen, beim Stehen, beim Sitzen, beim Liegen, beim Bewegen, beim Bücken, beim Aufstehen, beim Heben, nach Anstrengungen?	¿Cuándo tiene las molestias: por la mañana, por la tarde, por la noche, durante el día, después de comer, antes de comer, al andar, estando de pie, estando sentado/a, estando echado/a, al moverse, al agacharse, al levantarse, al levantar algo, después de un esfuerzo?
Treten die Beschwerden in irgendeinem Zusammenhang auf? In welchem?	¿Relaciona la aparición de las molestias con algo? ¿Con qué?
Sind die Beschwerden in der letzten Zeit schlimmer geworden? Seit wann? Welche vor allem?	¿Han empeorado las molestias ultimamente? ¿Desde cuándo? ¿Cuáles exactamente?
Haben Sie Fieber? Seit wann? Wie hoch?	¿Tiene usted fiebre? ¿Desde cuándo? ¿Cuánta fiebre?
Hatten Sie Schüttelfrost?	¿Ha tenido escalofríos?
Schwitzen Sie viel?	¿Suda mucho?
Können Sie gut schlafen?	¿Duerme usted bien?
Fühlen Sie sich in der letzten Zeit müder als sonst?	¿Se encuentra más cansado/a ultimamente?
Sind Sie übermäßig durstig?	¿Tiene más sed de lo normal?

Deutsch	Spanisch

Kardiovaskuläres System
Sistema cardiovascular

Haben Sie Schmerzen in der Brust?
Wie häufig?
Wann treten die Schmerzen auf?
Nach Anstrengung? Ohne Anstrengung?

Wie lange dauern sie?
Sind die Schmerzen atemabhängig?

Können Sie gut Treppen steigen?
Wieviele Kissen brauchen Sie zum Schlafen?
Haben Sie Herzklopfen nach einer Anstrengung?
Tritt das Herzklopfen auch auf, wenn Sie sich nicht anstrengen?

Wie ist Ihr Blutdruck: tief, hoch, normal?
Haben Sie ab und zu geschwollene Füße und Beine?
Tritt das vor allem am Abend auf?
Sind Ihre Beine immer geschwollen?

Haben Sie Beschwerden in den Waden?
Haben Sie Schmerzen in den Beinen? Wann? In welchem Bein? Im rechten, im linken, in beiden?
Tritt der Schmerz auf, ohne dass Sie sich bewegen?
Tritt der Schmerz beim Gehen auf?
Wird der Schmerz schlimmer, bis Sie anhalten müssen? Wird er dann erträglicher?
Wird der Schmerz erträglicher nach einigen Bewegungen?

¿Tiene usted dolores en el pecho?
¿Con qué frecuencia?
¿Cuándo aparecen los dolores?
¿Después de un esfuerzo?
¿Sin realizar esfuerzo alguno?
(¿Estando relajado/a?)
¿Cuánto duran?
¿Se modifican los dolores al respirar?

¿Puede subir bien las escaleras?
¿Cuántas almohadas utiliza para dormir?
¿Tiene usted palpitaciones? ¿Después de un esfuerzo?
¿Surgen las palpitaciones estando relajado/a?

¿Cómo suele ser su presión sanguínea: baja/alta/normal?
¿Se le hinchan las piernas o los pies?

¿Especialmente al final del día?
¿Están hinchadas durante todo el día?

¿Tiene molestias en las piernas?

¿Tiene dolores en las piernas?
¿Cuándo? ¿Qué pierna? ¿La derecha/la izquierda/las dos piernas?
¿Aparece el dolor sin realizar movimientos?
¿Aparece el dolor cuando camina?
¿El dolor empeora hasta obligarle/la a pararse? ¿Luego en reposo mejora?
¿El dolor mejora después de algunos movimientos?

Deutsch	Spanisch
Haben Sie häufig Ameisenlaufen in einem Fuß, Bein, Hand, Arm?	¿Siente con frecuencia hormigueo en un pie, pierna, mano, brazo?
Haben Sie öfter Nasenbluten?	¿Le sangra la nariz a menudo?

Respirationstrakt | Sistema respiratorio

Haben Sie häufig Atemnot?
Tritt die Atemnot plötzlich auf? Tritt sie nach Anstrengungen auf? Während der Nacht?

¿Tiene dificultades al respirar?
¿Estas dificultades para respirar aparecen de pronto? ¿Aparecen después de un esfuerzo? ¿Durante la noche?

Leiden Sie an Asthma?

¿Padece usted asma?

Müssen Sie husten?
Haben Sie Auswurf?
Müssen Sie spucken?
Wie sieht der Auswurf aus: schleimig, flüssig, weiß, gelb, grün, braun, blutig, schwarz?

¿Tiene tos?
¿Expectora?
¿Escupe?
¿Qué aspecto tiene el esputo: espeso, fluido, blanco, amarillo, verde, marrón, con sangre, negro?

Sind Sie erkältet?
Erkälten Sie sich oft?
Haben Sie dabei Halsschmerzen?

¿Está usted resfriado/a?
¿Se resfría usted con frecuencia?
¿En estos casos tiene dolor de garganta?

Magen-Darm-Trakt | Sistema digestivo

Haben Sie guten Appetit?
Können Sie alles essen?
Was können Sie nicht essen? Warum?
Haben Sie dabei Beschwerden?
Haben Sie irgendwelche Beschwerden nach dem Essen: Magenbrennen, Sodbrennen, Krämpfe, Blähungen, Übelkeit?

¿Tiene apetito?
¿Puede comer de todo?
¿Qué es lo que no puede comer? ¿Porqué?
¿Siente molestias?
¿Tiene algún tipo de molestias después de las comidas: ardor de estómago, pirosis, espasmos, gases, náuseas?

Deutsch	Spanisch
Haben Sie ein Völlegefühl?	¿Siente el vientre lleno de aire?
Haben Sie Brechreiz?	¿Le da náuseas?
Müssen Sie erbrechen?	¿Vomita?
Wie sieht das Erbrochene aus: gelb, blutig, dunkelbraun (Kaffeesatz), mit Galle (bitter)?	¿Cómo es el vómito: amarillo, con sangre, marrón oscuro, con bilis (amargo)?
Nehmen Sie Ihre Mahlzeiten regelmäßig ein?	¿Come con regularidad?
Haben Sie an Gewicht zugenommen/abgenommen?	¿Ha aumentado/perdido peso?
Bleibt Ihr Gewicht konstant?	¿Mantiene su peso constante?
Können Sie gut schlucken?	¿Puede tragar bien?
Haben Sie regelmäßig Stuhlgang?	¿Defeca con regularidad?
Wie ist der Stuhl: normal, flüssig, hart, schwarz, braun, gelb, blutig?	¿Cómo son las heces: normales, líquidas, duras, negras, marrones, amarillas, con sangre?
Nehmen Sie Abführmittel?	¿Toma laxantes?

Harnwege

Sistema urogenital

Haben Sie Schmerzen in der Nierengegend?	¿Le duelen los riñones?
Haben Sie Schwierigkeiten beim Wasserlassen?	¿Tiene molestias al orinar?
Brennt es beim Wasserlassen?	¿Tiene escozor al orinar?
Müssen Sie häufiger Wasser lassen als früher?	¿Tiene que orinar con más frecuencia que antes?
Müssen Sie während der Nacht Wasser lassen? Wieviel Mal?	¿Tiene que orinar durante la noche? ¿Cuántas veces?
Hat der Urin einen ungewöhnlichen Geruch?	¿Tiene la orina un olor inhabitual?
Hat der Urin eine ungewöhnliche Farbe: braun, rot?	¿Tiene la orina un color inhabitual: marrón, rojo?

Nervensystem

Fühlen Sie sich nervös/entspannt?

Haben Sie irgendwo eine Lähmung?
　Wo? Seit wann?

Können Sie überall gut spüren?
Wo ist dieser Gefühlsausfall?

Können Sie gut riechen?
Können Sie gut schmecken?

Können Sie gut sehen?
Sind Sie kurzsichtig/weitsichtig?

Sehen Sie trüb?
Haben Sie manchmal Flimmern vor
　den Augen?

Können Sie gut hören?
Spüren Sie manchmal Ohrensausen?

Haben Sie Schwindel?
Haben Sie einmal das Bewusstsein
　verloren? Wann? Wie oft?
Merken Sie, wenn es kommt?
Kommt es plötzlich?
Können Sie sich erinnern, was gerade
　vor der Ohnmacht geschehen ist?
Haben Sie sich dabei verletzt?

Gynäkologie

Wann hatten Sie die erste Periode?

Haben Sie schon die Menopause
　gehabt?

Sistema nervioso

¿Está usted nervioso/a/relajado/a?

¿Tiene algún tipo de parálisis?
　¿Dónde? ¿Desde cuándo?

¿Tiene usted alteraciones del tacto?
¿En qué zona?

¿Tiene alteraciones del olfato?
¿Tiene alteraciones del gusto?

¿Ve bien?
¿Tiene usted dificultad para ver de
　lejos/de cerca?

¿Ve borroso?
¿Ve a veces puntos luminosos?

¿Oye bien?
¿Siente a veces un zumbido en los
　oídos?

¿Tiene mareos?
¿Sufre pérdidas de conocimiento?
　¿Cuándo? ¿Cuántas veces?
¿Nota cuando le va a venir?
¿Viene de golpe?
¿Se acuerda de lo ocurrido justo an-
　tes del desmayo?
¿Se ha hecho daño al desmayarse?

Ginecología

¿Cuándo tuvo su primera menstrua-
　ción?

¿Ha tenido la menopausia?

Deutsch	Spanisch
Wann war Ihre letzte Periode?	¿Cuándo fue su última menstruación?
Haben Sie Ihre Periode regelmäßig? In welchen Zeitabständen?	¿Es regular la menstruación? ¿Cada cuándo tiene la menstruación?
Wie lange dauern die Blutungen?	¿Cuánto le dura?
Haben Sie starke Blutungen?	¿Es abundante?
Haben Sie Schmerzen während der Periode?	¿Tiene dolores durante la menstruación?
Sind die Schmerzen stark?	¿Son estos dolores muy fuertes?
Haben Sie Ausfluss?	¿Tiene flujo?
Haben Sie Zwischenblutungen?	¿Tiene pérdidas de sangre entre las menstruaciones?
Nehmen Sie die Pille?	¿Toma pastillas contraceptivas?
Haben Sie Geschlechtsverkehr?	¿Tiene relaciones sexuales?
Sind Sie schwanger?	¿Está usted embarazada?
Besteht die Möglichkeit, dass Sie schwanger sind?	¿Cabe la posibilidad de que usted esté embarazada?
Wieviele Schwangerschaften hatten Sie?	¿Cuántos embarazos ha tenido?
Haben Sie Fehlgeburten gehabt? Wieviele?	¿Ha tenido abortos? ¿Cuántos?
Welches Gewicht hatten Ihre Kinder bei der Geburt? Schreiben Sie es bitte hierhin.	¿Qué peso tenían sus hijos al nacer? ¡Escríbalo aquí, por favor!
Waren die Entbindungen normal?	¿Los partos fueron normales?

Pädiatrie

Pediatría

Wie alt ist Ihr Kind?	¿Qué edad tiene el niño/a?
Wie lange ist das Kind schon krank?	¿Cuánto hace que está enfermo/a?
Schreit es viel?	¿Llora mucho?
Wie ernähren Sie das Kind?	¿Cómo lo alimenta?
Wird das Kind mit der Flasche ernährt?	¿Alimenta al niño con biberón?

Deutsch	Spanisch
Muttermilch, Milchpulver, Kuhmilch, Brei, Gemüse, Fleisch, Fertignahrung	leche materna, polvos lácteos, leche de vaca, papillas, verduras, carne, preparados alimenticios
Nimmt das Kind zu? Wie viel? Hat das Kind Appetit?	¿Aumenta de peso? ¿Cuánto? ¿Tiene apetito el niño/a?
Über welche Schmerzen klagt das Kind?	¿De qué dolores se queja el niño/a?
Sind diese Schmerzen schon einmal aufgetreten?	¿Tuvo ya dolores similares anteriormente?

Unfälle / Accidente

Deutsch	Spanisch
Wann war der Unfall?	¿Cuándo fue el accidente?
Wo ist es geschehen?	¿Dónde occurrió?
Wie ist es geschehen?	¿Cómo ha ocurrido?
Sind Sie gestürzt?	¿Se ha caido?
Haben Sie sich verbrannt?	¿Se ha quemado?
Sind Sie bewusstlos geworden?	¿Perdió el conocimiento a causa del accidente?
Haben Sie viel Blut verloren?	¿Ha perdido mucha sangre?
Können Sie … bewegen?	¿Puede mover …?
Spüren Sie …?	¿Siente usted…?

Statusaufnahme / Exploración física

Deutsch	Spanisch
Machen Sie bitte den Oberkörper frei.	¡Quítese la ropa de cintura para arriba!
Legen Sie sich bitte hin.	¡Échese aquí, por favor!
Setzen Sie sich bitte hierher.	¡Siéntese aquí, por favor!
Zeigen Sie mir bitte, wo es Ihnen weh tut.	¡Enséñeme donde le duele!
Schmerzt es, wenn ich hier drücke?	¿Le duele cuando aprieto aquí?
Sagen Sie mir, wenn ich Ihnen weh tue.	¡Dígame cuando le haga daño!

Deutsch	Spanisch
Entspannen Sie sich, ganz locker lassen!	¡Relájese, no haga fuerza!
Wo tut es mehr weh, hier oder da?	¿Dónde le duele más, aquí o aquí?
Wohin strahlen die Schmerzen aus?	¿Hacia donde irradía el dolor?
Bewegen Sie bitte das Bein, den Fuß, die Hand, den Arm, die Finger, den Kopf.	¡Por favor, mueva la pierna/el pie/la mano/el brazo/el dedo/la cabeza!
Schmerzt es, wenn ich hier bewege?	¿Le duele cuando muevo aquí?
Machen Sie den Mund auf!	¡Abra la boca!
Strecken Sie die Zunge heraus!	¡Saque la lengua!
Sagen Sie „A"!	¡Diga «a»!
Husten Sie!	¡Tosa!
Atmen Sie tief ein!	¡Respire profundamente!
Halten Sie den Atem an!	¡Aguante la respiración!
Öffnen Sie die Augen!	¡Abra los ojos!
Schließen Sie die Augen!	¡Cierre los ojos!
Machen Sie mir nach!	¡Imíteme!
Ich muss Ihnen die Temperatur/den Blutdruck messen.	¡Le voy a medir la temperatura/la presión sanguínea!
Ich muss Ihnen ein Elektrokardiogramm machen.	¡Le tengo que hacer un electrocardiograma!
Ich muss Ihnen Blut zur Untersuchung abnehmen.	¡Le tengo que sacar un poco de sangre para analizar!
Man muss Ihren Urin untersuchen.	¡Le vamos a hacer un análisis de orina!
Lassen Sie etwas Urin hier!	¡Orine aquí!

Diagnosemitteilung

Orientación diagnóstica

Sie haben …
Sie haben nichts Schlimmes.

Tiene usted …
No tiene nada grave.

Deutsch	Spanisch
Ihre Krankheit ist harmlos.	Su enfermedad no es de importancia.
Sie werden sich bald erholen.	Pronto se recuperará.
Sie haben keine harmlose Krankheit.	Su enfermedad es de importancia.
Ihre Krankheit ist ansteckend.	¡Su enfermedad es contagiosa!
Sie müssen ins Krankenhaus.	¡Tiene que ir al hospital!
Ich muss Sie zum Spezialisten schicken.	¡Tiene que dirigirse a un especialista!
Bringen Sie bitte einen Dolmetscher mit.	¡Traiga un traductor, por favor!
Sie müssen operiert werden.	¡Tiene que ser operado/a!
Sie müssen sofort operiert werden, da Lebensgefahr besteht.	¡Tiene que ser operado/a inmediatamente, pues su vida peligra!
Ihr Arm/Bein ist gebrochen, gestaucht, gezerrt.	Se ha roto, torcido, distendido, el brazo/pie.
Sie haben einen Erguss im Gelenk.	Tiene un derrame en la articulación.
Sie brauchen einen Gips/einen elastischen Verband.	Necesita un yeso/una venda elástica.
Ihr Blutzucker ist erhöht.	Tiene demasiado azúcar en la sangre.
Ihr Blutdruck ist zu hoch/zu tief.	Tiene la presión sanguínea alta/baja.
Die Resultate der Blutuntersuchung sind normal.	Los analisis de sangre son normales.
Sie sind schwanger.	Está usted embarazada.
Sie müssen Röntgenaufnahmen machen lassen.	¡Tiene que hacerse radiografías!

Therapie und Verordnungen

Terapia, prescripción e instrucciones

Medikamente, Arzneimittel	medicamento, medicina
Ich gebe Ihnen ein Rezept.	Le voy a dar una receta.

Deutsch	Spanisch
Tropfen, Tabletten, Kapseln, Zäpfchen, Spritzen, Salbe	gotas, pastillas, cápsulas, supositorios, inyección, pomada
alle … Stunden	cada … horas
einmal täglich	una vez al día
jeden zweiten Tag	cada dos días
morgens, mittags, abends, nachts, vor dem Essen, nach dem Essen, während des Essens, vor dem Schlafgehen	por la mañana, a mediodía, por la tarde, por la noche, antes de comer, después de comer, durante la comida, antes de ir a dormir
ein Kaffeelöffel, ein großer Löffel	una cucharadita, una cuchara
mit Wasser, mit reichlich Wasser	con agua, con mucha agua
Sie müssen die Tablette in etwas Wasser auflösen.	Tiene que disolver la pastilla con un poco de agua.
Sie müssen die Tablette schlucken.	Tiene que tragar la pastilla entera.
Sie müssen die Tablette lutschen. Sie dürfen sie nicht zerkauen.	Disuelva la pastilla en la boca. No debe masticarla.
Damit sollen Sie gurgeln.	Es para hacer gargarismos.
Damit sollen Sie inhalieren.	Es para inhalar.
Trinken Sie es nicht!	¡No lo beba!
Nur äußerlich anzuwenden, auf die Haut.	Sólo para uso externo, sobre la piel.
Sie müssen die Haut täglich/zweimal täglich mit Salbe einreiben.	Tiene que hacerse friegas sobre la piel una vez/dos veces al día.
Sie dürfen den Verband nicht abnehmen.	No debe quitarse el vendaje.
Sie können den Verband nachts abnehmen.	Puede quitarse el vendaje por la noche.
Machen Sie einen kalten/warmen Umschlag.	Póngase compresas frías/calientes.
Sie müssen … mal täglich … Tropfen ins Auge geben.	Tiene que ponerse … veces al día … gotas en los ojos.
Essen Sie nichts.	Tiene que estar en ayunas.

Deutsch	Spanisch
Trinken Sie viel!	Beba mucho.
Meiden Sie fettreiche Nahrung.	No tome alimentos ricos en grasas.
Sie sollten abnehmen.	Debería adelgazar.
Halten Sie Diät.	Haga régimen.
Sie sollten nicht mehr rauchen.	Debería dejar de fumar.
Ich muss Ihnen eine Spritze geben.	Tengo que ponerle una inyección.
Ich muss Ihnen eine Einspritzung in die Vene / in den Oberschenkel / ins Gesäß / in den Arm / ins Gelenk machen.	Tengo que inyectarle en la vena / en el muslo / en las nalgas / en el brazo / en la articulación.
Es wird nicht weh tun.	No le hará daño.
Sie müssen jeden Tag / jeden zweiten Tag zu einer Injektion kommen.	Tiene que venir a pincharse cada día / cada dos días.
Sie müssen zur Bestrahlung, Massage, Physiotherapie, Ergotherapie.	Necesita radiaciones, masajes, fisioterapia, ergoterapia …
Bleiben Sie im Bett!	¡Quédese en cama!
Sie sollten sich im Bett möglichst ruhig verhalten.	¡En la cama debería moverse poco!
Bewegen Sie sich auch im Bett, so viel Sie nur können!	¡Muévase también en la cama todo lo que pueda!
Machen Sie alles, was Ihnen nicht weh tut.	¡Haga todo lo que no le produce dolor!
Sie dürfen das Bein nicht belasten.	¡No cargue peso sobre la pierna!
Sie dürfen das Bein nur wenig (mit 10 kg) belasten. Kontrollieren Sie das, indem Sie den Fuß auf eine Wage stellen!	¡Puede cargar un poco sobre la pierna, 10 kg. ¡Contrólelo, poniendo el pie sobre la balanza!
Stehen Sie soviel wie möglich auf!	¡Lévantese todas las veces que pueda!
Marschieren Sie täglich mehrmals!	¡Camine varias veces al día!
Sie dürfen keinen Sport treiben.	¡No puede hacer deporte!
Sie sollten so viel wie möglich Treppen steigen, nicht Lift fahren.	¡Tendría que subir todas las escaleras que pueda, no suba con el ascensor!
Sie sollten keine schweren Lasten tragen.	¡No debería cargar cosas pesadas!
Sie sollten keine schweren Lasten heben.	¡No debería levantar cosas pesadas!

Deutsch	Spanisch
Kommen Sie in … Tagen/Wochen wieder.	Vuelva dentro de … días/semanas.
Kommen Sie morgen/übermorgen wieder.	Vuelva mañana/pasado mañana.
Kommen Sie nächsten Montag/Dienstag wieder.	Vuelva el próximo lunes, martes.
Sie müssen wieder zur Kontrolle kommen.	Tiene que volver para un control.
Bringen Sie bitte einen Dolmetscher mit.	Traiga un traductor, por favor.
Messen Sie das Fieber!	¡Tómese la temperatura!
Ich muss Sie krank melden.	Tengo que darle la baja.
Gute Besserung!	¡Que se mejore!

Krankheitsnamen

Nombres de enfermedades

Abszess	absceso
Abtreibung	aborto
Aids	SIDA
Akne	acné
Allergie	alergia
Anämie	anemia
Angina	angina
Angina pectoris	angina de pecho
Arteriosklerose	arteriosclerosis
Arthritis	artritis
Asthma	asma
Bänderverletzung	lesión de ligamentos
Bandscheibenschaden	hernia discal
Bandwurm	tenia, solitaria
Bauchspeicheldrüsenentzündung	pancreatitis
Bindehautentzündung	conjuntivitis
Blasenentzündung	cistitis

Deutsch	Spanisch
Blasensteine	cálculos vesicales
Blinddarmentzündung	apendicitis
Blutung	hemorragia
Blutvergiftung	intoxicación de la sangre, sepsis
Brand	gangrena
Bronchitis	bronquitis
Bruch	hernia
Darmentzündung	enteritis
Dermatose	dermatosis
Durchblutungsstörungen	isquemia
Eierstockentzündung	ooforitis
Ekzem	eczema
Embolie	embolia
Entzündung	inflamación
Epilepsie	epilepsia
Erkältung	resfriado
Fluor	flujo
Furunkel	furúnculo
Fußpilz	pie de atleta
Gallenblasenentzündung	colecistitis
Gallenkolik	cólico hepático
Gallensteine	cálculos biliares
Gebärmutterentzündung	endometritis
Gehirnerschütterung	conmoción cerebral
Gelbfieber	fiebre amarilla
Gelbsucht	ictericia
Gelenkrheumatismus	reumatismo articular
Geschlechtskrankheiten	enfermedad venérea
Geschwür	úlcera
Gicht	gota
Gleichgewichtsstörungen	trastornos de equilibrio
Gonorrhö	gonorrea
Grippe	gripe
Gürtelrose	herpes zoster
Hämorrhoiden	hemorroides

Deutsch	Spanisch
Harnvergiftung	uremia
Hautkrankheit	afección cutánea
Hepatitis	hepatitis
Herzinfarkt	infarto de miocardio
Herzklappenfehler	valvulopatía cardíaca
Herzkrankheit	afección cardíaca
Herzmuskelschwäche	insuficiencia cardíaca
Heufieber	fiebre del heno
Hexenschuss	lumbago
Hirnhautentzündung	meningitis
Hirnschlag	apoplejia
Hodenbruch	hernia escrotal
Hodenentzündung	orquitis
Hysterie	histeria
Infarkt	infarto
Infektion	infección
Ischias	ciática
Karies	caries dental
Katarrh	catarro
Kehlkopfentzündung	laringitis
Keuchhusten	tosferina
Kinderlähmung	poliomielitis
Krampfadern	varices
Krebs	cáncer
Kreislaufschwäche	insuficiencia circulatoria
Kreislaufstörungen	trastorno circulatorio
Kropf	bocio
Lähmung	parálisis
Leistenbruch	hernia inguinal
Leukämie	leucemia
Lungenentzündung	pulmonía
Magen-Darmentzündung	gastroenteritis
Magengeschwür	úlcera gástrica
Magenschleimhautentzündung	gastritis
Magersucht	anorexia
Malaria	malaria, paludismo

Deutsch	Spanisch
Mandelentzündung	amigdalitis
Masern	sarampión
Migräne	migraña
Mittelohrentzündung	otitis media
Mumps	paperas
Muskelrheumatismus	reumatismo muscular
Muskelriss	distensión muscular
Nabelbruch	hernia umbilical
Nasenpolypen	pólipos nasales
Nervenentzündung	neuritis
Nervöse Störung	ataxia
Nesselfieber	urticaria
Neuralgie	neuralgia
Neurose	neurosis
Nierenbeckenentzündung	pielitis
Nierenentzündung	nefritis
Nierenstein	cálculos renales
Ödem	edema
Ohrenentzündung	otitis
Peritonitis, Bauchfellentzündung	peritonitis
Phlegmone	politoxicomanía
Polytoxikomanie	flemón
Prostataleiden	prostatitis
Rachenentzündung	faringitis
Rachitis	raquitismo
Rheuma	reuma
Rhinitis	rinitis
Rippenfellentzündung, Pleuritis	pleuritis
Röteln	rubeola
Ruhr	disentería
Sarkom	sarcoma
Scharlach	escarlatina
Schnupfen	resfriado nasal
Schwindel	vértigo
Sehnenscheidenentzündung	tendovaginitis

Deutsch	Spanisch
Sepsis	septicemia
Star, grauer	cataratas
Starrkrampf (Tetanus)	tétanos
Stirnhöhlenentzündung	sinusitis
Syphilis	sífilis
Tollwut	rabia
Tuberkulose	tuberculosis
Tumor (gutartig, bösartig)	tumor (benigno / maligno)
Typhus	tifus
Venenentzündung	flebitis
Verbrennung	quemadura
Vergiftung	envenenamiento
Verrenkung	luxación
Verstauchung	dislocación
Wasserkopf	hidrocéfalo
Windpocken	varicela
Wundinfektion	infección de la herida
Würmer	gusanos
Zahnfleischentzündung	gingivitis
Zuckerkrankheit	diabetes
Zwölffingerdarmgeschwür	úlcera duodenal
Zirrhose	cirrosis

Symptome und Fachausdrücke

Síntomas y vocabulario técnico

Abmagerung	adelgazamiento
Akut	agudo
Anästhesie, Anästhetikum	anestesia / anestético
Antibiotikum	antibiótico
Appetitlosigkeit	inapetencia
Atembeschwerden	problemas respiratorios
Atemgeruch	aliento
Atmung, künstliche Atmung	respiración, respiración artificial
Aufstoßen	eructo
Ausschlag	eritema

Deutsch	Spanisch
Bauchkrampf	cólico
Bauchweh	dolor de vientre
Beißen	picor
Blähungen	flatulencia, meteorismo
Blasengries	arenilla
Blasenkatheter	catéter
Blut	sangre
Blutbild	cuadro hemático
Blutdruck (hoher, niedriger)	presión sanguínea (alta/baja)
Blutdrucksenkung	disminución de la presión sanguínea
Blutdrucksteigerung	aumento de la presión sanguínea
Blutprobe	análisis de sangre
Blutsenkung	sedimentación de la sangre
Bluttransfusion	transfusión de sangre
Brandblase	ampolla
Brandwunde	quemadura
Brechreiz	náusea
Chronisch	crónico
Darmentleerung	evacuación
Diät	dieta
Druckgefühl	sensación de presión
Durchfall	diarrea
Eiter	pus
Eiterbläschen	pústula
Eiterung	supuración
Epidemie	epidemia
Erbrechen	vomitar
Erfrieren	helarse
Erkältung, sich erkälten	resfriarse
Ertrinken	ahogarse
Fasten	ayunar
Fehlgeburt	aborto
Fieber	fiebre
Flimmern vor den Augen	ver puntos luminosos
Frieren	tener frío
Frösteln	tiritar de frío/tener escalofríos
Frühgeburt	parto prematuro

Deutsch	Spanisch
Galle	bilis
Gebiss, Zahnprothese	dentadura postiza
Geburt	parto
Geburtswehen	dolores del parto
Gelenkschmerzen	dolores articulares
Geschlechtsreife	pubertad
Geschwulst	tumor
Gesichtsfarbe	tez
Haarausfall	caída de cabello
Halsschmerz	dolor de garganta
Halsstarre, steifer Hals	torticolis
Harn	orina
Harndrang	ganas de orinar
Harnsäure	ácido úrico
Harnstoff	urea
Harnverhaltung	retención de orina
Hautfarbe	color de la piel
Hautrötung	eritema (solar)
Heiserkeit	afonía
Herzasthma	asma cardíaco
Herzklopfen	palpitaciones
Husten	tos
Impfung	vacuna
Impotenz	impotencia
Jucken	prurito
Kaiserschnitt	cesárea
Knoten	nódulo, tubérculo, ganglio
Komplikation	complicación
Kolik	cólico
Kollaps	colapso
Kongestion	congestión
Krämpfe	calambres, convulsiones
Krank	enfermo
Krankheit	enfermedad
Kreislauf	circulación
Kribbeln	hormigueo
Kur	tratamiento

Deutsch	Spanisch
Leberfunktion	función hepática
Lungenblutung	hemoptisis (hemorragia pulmonar)
Magenbrennen	ardor de estómago
Magendrücken	pesadez de estómago
Magensaft	jugo gástrico
Magensäure	acidez gástrica
Magenspülung	lavado gástrico
Menopause	menopausia
Menstruation	menstruación
Milchgebiss	dientes de leche
Müdigkeit	cansancio
Muskelkater	agujetas
Narbe	cicatriz
Nasenbluten	epistaxis (sangrar de la nariz)
Nervenzusammenbruch	crisis nerviosa
Nervosität	nerviosismo
Nierenkolik	cólico nefrítico
Nierenzysten	quistes renales
Niesen	estornudar
Ohnmacht	desmayo
Ohrenschmerzen	dolor de oído
Periodenschmerzen	dolores menstruales
Punktion	punción
Quetschung	contusión
Reißen (in den Gliedern)	dolor agudo
Reizbarkeit	irritabilidad
Reizhusten	tos nerviosa (irritante)
Rekonvaleszenz	convalescencia
Rückfall	recaída
Schlaflosigkeit	insomnio
Schmerzen	dolores
Schock	choque
Schüttelfrost	escalofríos

Deutsch	Spanisch
Schwäche	debilidad
Schwangerschaft	embarazo
Schweiß	sudor
Schwere Beine	piernas pesadas
Sehstörung	trastorno visual
Sodbrennen	pirosis
Sonnenstich	insolación
Spastisch	espástico
Speichel	saliva
Stich	picadura
Stoffwechsel	metabolismo
Stoffwechselstörung	trastorno metabólico
Stuhl	heces
Stuhlgang	defecación
Therapie	terapia
Thermometer	termómetro
Thrombose	trombosis
Transfusion	transfusión
Tremor	temblor
Übelkeit	náusea
Unfall	accidente
Unterleibsschmerzen	dolores abdominales
Verdauung	digestión
Verstopfung	estreñimiento
Wachstum	crecimiento
Wallungen	sofocos
Wunde	herida
Zahnfüllung	empaste
Zahnpflege	higiene dental
Zahnschmerz	dolor de muelas
Zyste	quiste

Anatomie

Arm	brazo
Arterie	arteria
Auge	ojo
Augenlid	párpado
Band	ligamento
Bandscheibe	disco intervertebral
Bauch	vientre
Becken	pelvis
Bein	pierna
Blinddarm	apéndice
Brust	pecho
Brustkorb	tórax
Darm	intestino
Daumen	pulgar
Dickdarm	intestino grueso
Drüsen	glándulas
Dünndarm	intestino delgado
Eierstöcke	ovarios
Ellbogen	codo
Ferse	talón
Finger	dedo
Fuß	pie
Fußgelenk	articulación del pie
Fußknöchel	tobillo, maleolo
Gallenblase	vesícula biliar
Gaumen	paladar
Gebärmutter	útero
Gehirn	cerebro
Gelenk	articulación
Haar	pelo
Hals	cuello
Hand	mano

Deutsch	Spanisch
Handgelenk	muñeca
Harnblase	vejiga
Harnröhre	uretra
Haut	piel
Herz	corazón
Hoden	testículo
Hüftgelenk	articulación de la cadera
Kehlkopf	laringe
Kiefer	mandíbula
Knie	rodilla
Kniegelenk	articulación de la rodilla
Knochen	huesos
Kopf	cabeza
Leber	hígado
Lippe	labio
Lunge	pulmón
Lymphknoten	ganglio linfático
Magen	estómago
Mandeln	amígdalas
Milz	bazo
Mund	boca
Muskel	músculo
Nabel	ombligo
Nacken	nuca
Nagel	uña
Nase	nariz
Nerv	nervio
Niere	riñón
Oberschenkel	muslo
Ohr	oreja
Prostata	próstata
Rachen	faringe
Rippen	costillas

Deutsch	Spanisch
Rücken	espalda
Rückenmark	médula espinal
Scheide	vagina
Schlüsselbein	clavícula
Schulter	hombro
Schultergürtel	cintura escapular
Sehne	tendón
Stimmbänder	cuerdas vocales
Stirn	frente
Stirnhöhle	senos frontales
Unterarm	antebrazo
Vene	vena
Wirbel	vértebra
Wirbelsäule	columna vertebral
Zahn, Zähne	dientes
Zahnfleisch	encías
Zehe	dedo del pie
Zunge	lengua
Zwölffingerdarm	duodeno

Zahlen — Números

eins	un
zwei	dos
drei	tres
vier	cuatro
fünf	cinco
sechs	seis
sieben	siete
acht	ocho
neun	nueve
zehn	diez
zwanzig	veinte
dreißig	treinta

Deutsch	Spanisch
vierzig	cuarenta
fünfzig	cincuenta
sechzig	sesenta
siebzig	setenta
achtzig	ochenta
neunzig	noventa
hundert	cien
tausend	mil
erste	primero
zweite	segundo
dritte	tercero
einmal	una vez
zweimal	dos veces
dreimal	tres veces
ein Viertel	un cuarto
ein Drittel	un tercio
ein Halb	una mitad
ein Ganzes	un entero

Zeit — Tiempo

Deutsch	Spanisch
heute	hoy
morgen	mañana
übermorgen	pasado mañana
gestern	ayer
vorgestern	anteayer
diese Woche	esta semana
nächste Woche	la próxima semana
letzte Woche	la semana pasada
bald	pronto
später	más tarde
vor kurzem	hace poco
während kurzer Zeit	durante poco tiempo

Deutsch	Spanisch
vor langer Zeit	hace mucho tiempo
während langer Zeit	durante mucho tiempo
am Morgen	por la mañana
am Mittag	a mediodía
am Nachmittag	por la tarde
am Abend	al atardecer
in der Nacht	por la noche
Tag, Tage	día, días
Stunde, Stunden	hora, horas
Minute, Minuten	minuto, minutos
Sekunde, Sekunden	segundo, segundos
Wochentage: Montag, Dienstag, Mittwoch, Donnerstag, Freitag, Samstag, Sonntag	días de la semana: lunes, martes, miércoles, jueves, viernes, sábado, domingo
Monate: Januar, Februar, März, April, Mai, Juni, Juli, August, September, Oktober, November, Dezember	meses: Enero, Febrero, Marzo, Abril, Mayo, Junio, Julio, Agosto, Septiembre, Octubre, Noviembre, Diciembre
Jahreszeiten: Frühling, Sommer, Herbst, Winter	estaciones: primavera, verano, otoño, invierno

Farben

Colores

weiß	blanco
gelb	amarillo
rot	rojo
rosa	rosa
braun	marrón
grün	verde
blau	azul
schwarz	negro

Deutsch	Spanisch
Lokalisation	**Localización**
oben	arriba
unten	abajo
rechts	a la derecha
links	a la izquierda
hinten	detrás
vorne	delante
seitlich	al lado

Türkisch / Türkçe

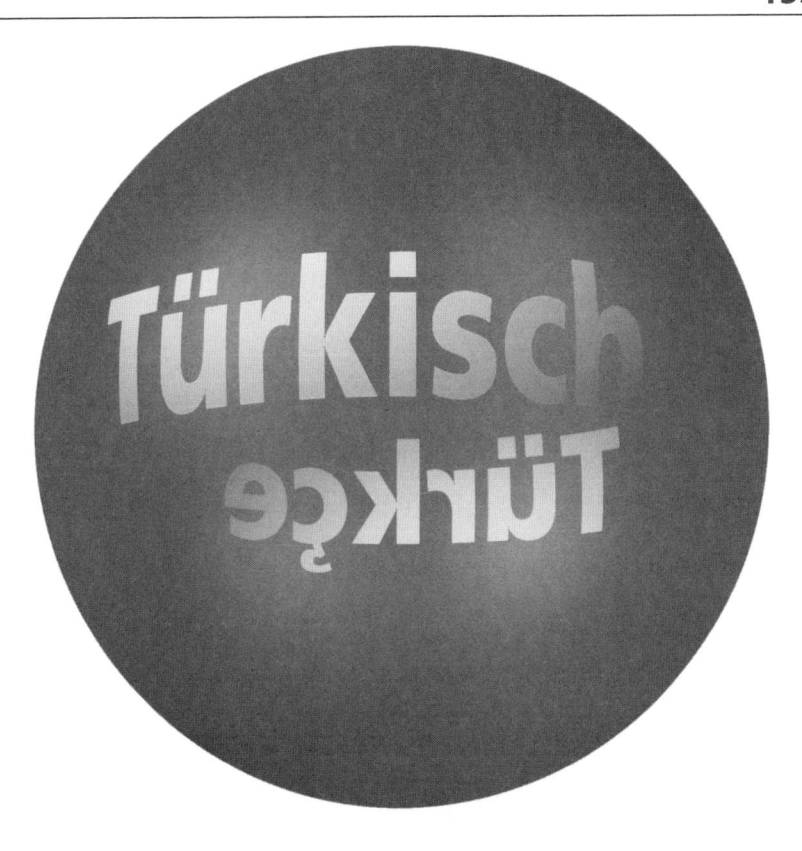

Grußformeln und Allgemeines	155	Pädiatrie	168
Angaben zur Person	156	Unfälle	168
Familienanamnese	156	Statusaufnahme	169
Persönliche Anamnese	157	Diagnosemitteilung	170
Arbeitsplatz-Anamnese	160	Therapie und Verordnungen	171
Jetziges Leiden: Allgemeines	161	Krankheitsnamen	173
Kardiovaskuläres System	163	Symptome und Fachausdrücke	178
Respirationstrakt	164	Anatomie	182
Magen-Darm-Trakt	164	Zahlen	185
Harnwege	165	Zeit	186
Nervensystem	166	Farben	187
Gynäkologie	167	Lokalisation	187

Deutsch	Türkisch

Grußformeln und Allgemeines
Selâmlama formları ve genel bilgiler

Guten Tag! — Iyi günler!
Guten Abend! — Iyi akşamlar!
Gute Nacht! — Iyi geceler!
Auf Wiedersehen! — Allahaısmarladık!

Herr — Bay
Frau — Bayan

bitte — lütfen
danke, vielen Dank — teşekkür, çok teşekkürler
Entschuldigen Sie! — Özür dilerim!

sehr gut — çok iyi
ja — evet
nein — hayir

Ich habe Sie nicht verstanden. — Sizi anlamadım
Wiederholen Sie bitte langsam. — Lütfen yavaşca tekrar ediniz
Ich verstehe. — Anlıyorum!
Verstehen Sie? — Anlıyor musunuz?

Schreiben Sie es bitte hier auf. — Lütfen şuraya yazınız.

Sind Sie von einem Dolmetscher begleitet? — Yanınızda tercüman getirdiniz mi?
Bringen Sie bitte einen Dolmetscher mit. — Lütfen bir tercüman getiriniz.

Setzen Sie sich bitte. — Oturunuz lütfen.
Gehen Sie bitte ins Wartezimmer. — Lütfen bekleme odasına gidiniz.

Gute Besserung! — Geçmiş olsun!

Deutsch	Türkisch
Angaben zur Person	**Kişiyle ilgili bilgiler**

Name, Vorname — Soyadı, Adı
Geburtsdatum — Doğum tarihi
Alter — Yaşı
Geburtsort — Doğum yeri
Adresse — Adresi
Telephonnummer — Telefon numarası

verheiratet, ledig, verwitwet, geschieden — evli, bekâr, dul, boşanmış
Kinderzahl — Çocuklarının sayısı

Beruf — Mesleği
Arbeitsort — İşyeri
Arbeitgeber — İşvereni

Welche Krankenkasse? — Hangi hastalık sigortası?
Welche Unfallversicherung? — Hangi kaza sigortası?

Wie lange wohnen Sie hier? — Ne zamandan beri burada oturuyorsunuz?

Wie heißt Ihr Hausarzt? — Aile doktorunuzun ismi nedir?

Unterschreiben Sie bitte hier. — Lütfen şurayı imzalayınız.

Familienanamnese — Hastanın ailevi öyküsü

Vater — baba
Mutter — anne
Sohn — oğul
Tochter — kız çocuğu
Bruder — erkek kardeş
Schwester — kız kardeş
Ehemann — bey, koca
Ehefrau — hanım, karı
Cousin, Cousine — yeğen
Onkel — dayı, amca

Deutsch	Türkisch
Tante	teyze, hala
Neffe	erkek yeğen
Nichte	kız yeğen
Großvater	dede, büyük baba
Großmutter	nene, büyük anne
Verwandte	akrabalar

Lebt Ihr Vater/Ihre Mutter noch?	Babanız/Anneniz halen hayatta mı?
Wie alt ist Ihr Vater/Ihre Mutter?	Babanız/Anneniz kaç yaşında?
Wieviele Geschwister haben Sie?	Kaç kardeşiniz var?
Leben sie alle noch?	Hepsi hayatta mı?
Sind sie alle gesund?	Hepsinin sıhhati iyi mi?
Kommen irgendwelche Krankheiten in Ihrer Familie häufig vor?	Hangi hastalıklar ailenizde ençok görülüyor?

Sind Ihnen in Ihrer Familie Fälle von Zuckerkrankheit, Tuberkulose, Bluthochdruck, Herzinfarkt, Drüsenkrankheiten, Allergien, Stoffwechselstörungen, Krebs, Geisteskrankheiten, Epilepsie bekannt?

Ailenizde şeker hastalığı, verem, yüksek tansiyon, kalp enfarktüsü, iç salgı bezlerinin hastalığı, allerjik hastalığı, metabolizma hastalığı, kanser, asabi hastalığı, sara hastalığı, olan var mı?

Haben Sie Kinder?	Çocuğunuz var mı?
Wieviele?	Kaç tane?
Wie alt sind sie?	Yaşları ne kadar?

Persönliche Anamnese

Hastanın şahsi öyküsü

Waren Sie kürzlich bei einem Arzt in Behandlung? Wegen was?

Yakın bir zamanda herhangi bir doktora tedavi oldunuz mu? Hangi sebepten?

Waren Sie schon einmal im Spital? Wann? Was hatten Sie?
Wurden Sie operiert?

Hiç hastanede yattınız mı? Ne zaman? Neyiniz vardı?
Ameliyat oldunuz mu?

Haben Sie schwere Krankheiten durchgemacht? Welche?
Infektionskrankheiten: Tuberkulose,

Ağır hastalıklar geçirdiniz mi? Hangileri?
Bulaşıcı hastalıklar: Verem,

Deutsch	Türkisch
Typhus, Cholera, Amöbenruhr, Malaria, Schlafkrankheit, Geschlechtskrankheiten, Hepatitis A / B / C, Aids (HIV-Infektion)	tifo, kolera, parazit, sıtma, uyku hastalığı, zührevi hastalıklar, hepatit A / B / C, AIDS
Wo sind sie aufgewachsen?	Nerede büyüdünüz?
Welche Kinderkrankheiten haben Sie durchgemacht?	Hangi çocuk hastalıklarını geçirdiniz?
Masern, Mumps, Röteln, Scharlach, Windpocken, Diphterie, Keuchhusten, Kinderlähmung	kızamık, kabakulak, kızamıkçık, kızıl, su çiçeği, kuşpalazı (difteri), boğmaca, çocuk felci
Wurden Sie in den letzten Jahren geimpft?	Geçen senelerde hiç aşı oldunuz mu?
Gegen was sind Sie geimpft?	Neye karşı aşı oldunuz?
Sind Sie geimpft gegen: Tetanus, Kinderlähmung, Diphterie, Keuchhusten, Masern, Röteln, Hirnhautentzündung, Hepatitis A / B, Gelbfieber, Cholera?	Tetanoza, çocuk felcine, kuşpalazına, boğmacaya, kızamığa, kızamıkçığa, kabakulağa, menenjit, hepatit A / B, sarı humma, koleraya, karşı aşı oldunuz mu?
Haben Sie Bluttransfusionen bekommen?	Size kan verildi mi?
Üben Sie ungeschützten Geschlechtsverkehr aus, d. h. ohne Kondom?	Kondom kullanmadan cinsel ilişkiye giriyormusunuz?
Verkehren Sie mit einem Partner, oder wechseln Sie den Partner häufig? Wie häufig?	Tek bir kişiylemi ilişkiye giriyorsunuz, yoksa eş değiştiriyormusunuz? Ne kadar sık?
Waren Sie in den Tropen? Wann? Wo genau?	Tropik bölgelerde hiç bulundunuz mu? Ne zaman? Nerede?
Haben Sie eine Malariaprophylaxe durchgeführt? Wenn ja, womit?	Sıtmayı önlemek icin ilaç aldınız mı? Eğer evetse, hangisi?
Sind Sie von Zecken gebissen worden? Hat das irgendwelche Folgen gehabt?	Kene tarafından ısırıldınız mı? Herhangi bir rahatsızlık oldu mu?
Nehmen Sie jetzt irgendwelche Medikamente? Welche?	Şimdi herhangi bir ilaç alıyor musunuz? Hangilerini?
Haben Sie den Eindruck, dass sie etwas nutzen?	Aldığınız ilaçların herhangi bir faydasını görüyor musunuz?

Deutsch	Türkisch
Nehmen Sie Ihre Medikamente regelmäßig?	Ilaçlarınızı düzenli bir şekilde kullanıyor musunuz?
Nehmen Sie Drogen?	Uyuşturucu madde alıyormusunuz?
Welche: Haschisch, Marihuana, Kokain (Koks), Heroin, Amphetamine (Speed), Ecstasy, Methadon, LSD oder irgendwelche anderen?	Hangisi: Haşiş, marijuana, kokain, eroin, amfetamin, ekstasi hapları, metadon, LSD yada başka bir tane?
Rauchen oder sniffen Sie diese Drogen, oder spritzen Sie sie?	Uyuşturucu maddeyi içiyormusunuz? Burnunuza mı çekiyorsunuz? Yada iğne olarak mı kullanıyorsunuz?
Nehmen Sie diese Drogen täglich oder sporadisch?	Uyuşturucu maddeyi hergün mü yoksa arasıra mı kullanıyorsunuz?
Sind Sie an diese Drogen so gewöhnt, dass Sie nicht mehr ohne sie leben möchten?	Uyuşturucu maddeye alıştınız mı? Onsuz yapamazmısınız?
Haben Sie schon einmal eine Entziehungskur durchgemacht? Wieviele? Wann?	Daha önce bir kere bırakmayı denediniz mi? Kaç defa? Ne zaman?
Nehmen Sie regelmäßig Kopfwehtabletten oder andere Schmerz- oder Beruhigungsmittel?	Düzenli bir sekilde başağrısı hapı veya başka bir ağrı kesici yada sakinleştirici alıyormusunuz?
Rauchen Sie?	Sigara kullanıyor musunuz?
Wieviele Zigaretten/Pfeifen/Zigarren pro Tag?	Günde kaç tane sigara/pipo tütünü/puro kullanıyorsunuz?
Was trinken Sie? Bier, Wein, Schnaps?	Ne içiyorsunuz? Bira, şarap, sert içki?
Wie viel davon trinken Sie?	Ne kadar içiyorsunuz?
Haben Sie eine Allergie? Worauf?	Allerjiniz var mı? Neye karşı?
Sind Sie allergisch auf Nahrungsmittel, Medikamente (zum Beispiel Antibiotika), Insektenstiche, Pflanzenpollen oder Hausstaub?	Yiyeceklere karşı allerjiniz var mı? İlaçlara karşı (örneğin antibiotiklere), böcek ısırıklarına yada çiçek tozlarına yada ev tozlarına karşı (akarlar)?
Haben Sie Hautausschläge?	Deri döküntüleriniz var mı?
Haben Sie Asthma?	Astımınız var mı?

Deutsch	Türkisch
Haben Sie schon einmal einen Schock durchgemacht? Mussten Sie hospitalisiert werden?	Daha önce hiç şok geçirdiniz mi? Hastaneye yatmanız gerekti mi?
Kommen diese Krankheiten in Ihrer Familie oft vor?	Bu hastalıklar ailenizde sık görülüyor mu?
Kennen Sie die Ursache oder die auslösende Substanz?	Nedenini yada neden olan maddeyi tanıyormusunuz?
Haben Sie Haustiere: Katze, Hund, Vögel?	Ev hayvanlarınız var mı? Kedi, köpek, kuş?

Arbeitsplatz-Anamnese / Işyeri hakkında bilgiler

Deutsch	Türkisch
Arbeiten Sie zur Zeit?	Halen çalışıyor musunuz?
Ist es eine schwere körperliche Arbeit?	Işiniz ağır mı?
Haben Sie Ihren Militärdienst geleistet?	Askerlik yapmağa mecbur musunuz?
Geht es Ihnen an Ihrem Arbeitsplatz gut? Warum nicht?	İşyerinde kendinizi iyi hissediyormusunuz? Neden değil?
Sind Sie jetzt giftigen oder krebserzeugenden Substanzen am Arbeitsplatz ausgesetzt? War das früher der Fall?	İşyerinde zehirli maddelerle veya kanser yapan maddelerle karşı karşıya kaldınız mı? Eskiden oldu mu?
Müssen Sie spezielle Vorsichtsmaßnahmen treffen?	Özel kurallara uymak zorundamısınız?
Tragen Sie eine Maske, einen Schutzanzug, spezielle Handschuhe, eine Brille?	Maske, koruyucu elbise, eldiven, gözlük takıyormusunuz?
Arbeiten Sie den ganzen Tag am Bildschirm?	Bütün gün bilgisayarla mı çalışıyorsunuz?
Fühlen Sie sich am Arbeitsplatz unter Druck gesetzt?	Iş yerinde kendinizi baskı altında hissediyormusunuz?

Deutsch	Türkisch

Jetziges Leiden: Allgemeines
Hastanin aktuel hastalığı: Genel

Deutsch	Türkisch
Welche Beschwerden haben Sie?	Şikayetleriniz nelerdir?
Haben Sie Kopfschmerzen?	Başınız ağrıyor mu?
Brustschmerzen	Göğüs ağrısı
Bauchschmerzen	Karın ağrısı
Schmerzen an den Beinen, Füßen, Händen, Armen	Bacaklarınızda, ayaklarınızda, ellerinizde, kollarınızda ağrı var mı?
Halsschmerzen	Boğaz ağrısı
Ohrenschmerzen	Kulak ağrısı
Rückenschmerzen	Sırt ağrısı
Nierenschmerzen	Böbrek ağrısı
Schluckbeschwerden	Yutkunma zorluğu
Verdauungsstörungen: Durchfall, Verstopfung, Blähungen, Magenbrennen, Sodbrennen	Sindirim bozukluğu: ishal, kabızlık, gaz, mide ekşimesi, mide yanması
Brechreiz	Kusma hissi
Appetitverlust	Iştahsızlık
Atembeschwerden	Nefes alıp verme zorluğu
Schwierigkeiten beim Wasserlassen	Idrar yapma zorluğu
Brennen beim Wasserlassen	Idrar yaparken yanma
Schlafstörungen	Uykusuzluk
Schwindel	Baş dönmesi
Bewusstseinsstörungen	Bayılma
Fühlen Sie sich schwer krank?	Kendinizi çok mu hasta hissediyorsunuz?
Seit wann haben Sie diese Beschwerden?	Bu şikayetleriniz ne zamandan beri var?
Sind diese Schmerzen früher schon einmal aufgetreten? Wann?	Bu ağrılar daha öncede hiç oldu mu? Ne zaman?
Wo haben Sie Schmerzen?	Ağrılarınız nerelerde?
Zeigen Sie mir, wo es Ihnen weh tut!	Bana ağrıyan yerinizi gösteriniz!
Wie sind die Schmerzen: stark, mäßig, schwach, lokalisiert, diffus, ausstrahlend, dumpf, stechend, andauernd, krampfartig, bohrend, brennend, elektrisierend?	Ağrılarınız nasıl? Fazla, orta, az, belirli bir yerde, her tarafta, bir tarafa vuran, sancı şeklinde, batan, devamlı, kramp gibi, delici, yanıcı, elektrik çarpar gibi?

Deutsch	Türkisch
Würden Sie bitte die Schmerzintensität auf einer Skala zwischen null und zehn mit einer Zahl bezeichnen? Dabei bedeutet null „keine Schmerzen" und zehn „nicht mehr aushaltbare Schmerzen".	Ağrının şiddetini kadran üzerinde sıfır ile on orasında değerlendirebilirmisiniz? Sıfır ağrının olmadığı, on ağrının dayanılmayacak düzeyde olduğu anlamına geliyor.
Treten die Schmerzen im Zusammenhang mit einer bestimmten Tätigkeit auf?	Ağrılar belirli bir hareketle birlikte mi giriyor?
Wann treten die Beschwerden auf: morgens, abends, nachts, tagsüber, nach dem Essen, vor dem Essen, beim Gehen, beim Stehen, beim Sitzen, beim Liegen, beim Bewegen, beim Bücken, beim Aufstehen, beim Heben, nach Anstrengungen?	Şikâyetleriniz ne zamanlar ortaya çıkıyor? Sabah, akşam, gece, gündüz, yemekten sonra, yemekten önce, yürürken, ayaktayken, otururken, yatarken, hareket edince, eğilince, ayağa kalkarken, bir şey kaldırırken, kendinizi zorlayınca?
Treten die Beschwerden in irgendeinem Zusammenhang auf? In welchem?	Ağrılarınızın herhangi bir şeyle ilişkisi var mı? Neyle?
Sind die Beschwerden in der letzten Zeit schlimmer geworden? Seit wann? Welche vor allem?	Şikâyetleriniz son zamanlarda fazlalaştı mı? Ne zamandan beri? Özellikle hangisi?
Haben Sie Fieber? Seit wann? Wie hoch?	Ateşiniz var mı? Ne zamandan beri? Yüksekliği ne kadar?
Hatten Sie Schüttelfrost?	Titreme oluyor mu?
Schwitzen Sie viel?	Çok terliyor musunuz?
Können Sie gut schlafen?	Iyi uyuyabiliyor musunuz?
Fühlen Sie sich in der letzten Zeit müder als sonst?	Son günlerde kendinizi eskiye nazaran daha mı halsiz hissediyorsunuz?
Sind Sie übermäßig durstig?	Çok susuyor musunuz?

Deutsch	Türkisch

Kardiovaskuläres System

Kalp ve damar sistemi

Haben Sie Schmerzen in der Brust?
Wie häufig?
Wann treten die Schmerzen auf?
Nach Anstrengung? Ohne Anstrengung?
Wie lange dauern sie?
Sind die Schmerzen atemabhängig?

Göğsünüzde ağrı var mı?
Ne sıklıkta?
Ağrı ne zaman oluyor? Kendinizi zorlayınca mı? Yoksa zorlamadan da mı?
Ağrılarınız ne kadar devam ediyor?
Ağrılarınız nefes alıp vermeyle ilişkili mi?

Können Sie gut Treppen steigen?

Merdivenleri normal çıkabiliyor musunuz?

Wieviele Kissen brauchen Sie zum Schlafen?
Haben Sie Herzklopfen nach einer Anstrengung?
Tritt das Herzklopfen auch auf, wenn Sie sich nicht anstrengen?

Uyurken kaç yastığa ihtiyacınız var?
Kalp çarpıntısı oluyor mu? Zor bir iş yapınca mı?
Kendinizi zorlamayınca da kalp çarpıntısı oluyor mu?

Wie ist Ihr Blutdruck: tief, hoch, normal?
Haben Sie ab und zu geschwollene Füße und Beine?
Tritt das vor allem am Abend auf?
Sind Ihre Beine immer geschwollen?

Tansiyonunuz nasıl: alçak / yüksek / normal?
Bacaklarınız veya ayaklarınız bazen şişiyor mu?
En fazla akşam mı şişiyor?
Bacaklarınız devamlı mı şiş?

Haben Sie Beschwerden in den Waden?
Haben Sie Schmerzen in den Beinen? Wann? In welchem Bein? Im rechten, im linken, in beiden?
Tritt der Schmerz auf, ohne dass Sie sich bewegen?
Tritt der Schmerz beim Gehen auf?
Wird der Schmerz schlimmer, bis Sie anhalten müssen? Wird er dann erträglicher?

Baldırlarınızda hiç ağrı oluyor mu?

Bacaklarınız ağrıyor mu? Ne zaman? Hangi bacağınız? Sağ, sol, her ikisi?
Bacaklarınızdaki ağrı hareket etmeyince de var mı?
Ağrı yürürken mi giriyor?
Ağrı yüzünden durmak zorunda kalıyor musunuz? Veya yürürken ağrı azalıyor mu?

Deutsch	Türkisch

Wird der Schmerz erträglicher nach einigen Bewegungen?

Ağrı bir kaç hareketten sonra azalıyor mu?

Haben Sie häufig Ameisenlaufen in einem Fuß, Bein, Hand, Arm?

Ayağınızda, bacağınızda, elinizde, kolunuzda, karıncalanma oluyor mu?

Haben Sie öfter Nasenbluten?

Sık sık burnunuz kanar mı?

Respirationstrakt

Solunum sistemi

Haben Sie häufig Atemnot?
Tritt die Atemnot plötzlich auf? Tritt sie nach Anstrengungen auf? Während der Nacht?

Sık sık nefes darlığı oluyor mu?
Nefes darlığı birdenbire mi geliyor? Yoksa, kendinizi yorunca mı? Geceleyin mi?

Leiden Sie an Asthma?

Astımınız var mı?

Müssen Sie husten?
Haben Sie Auswurf?
Müssen Sie spucken?

Öksürüyormusunuz?
Balgam geliyor mu?
Balgamı tükürmek zorunda mı kalıyorsunuz?

Wie sieht der Auswurf aus: schleimig, flüssig, weiß, gelb, grün, braun, blutig, schwarz?

Balgam nasıl? Sümük gibi, sıvı şeklinde, beyaz, sarı, yeşil, kahverengi, kanlı, siyah?

Sind Sie erkältet?
Erkälten Sie sich oft?
Haben Sie dabei Halsschmerzen?

Üşüttünüz mü?
Sık sık mı üşütüyorsunuz?
Aynı zamanda boğaz ağrısı da oluyor mu?

Magen-Darm-Trakt

Mide ve barsak sistemi

Haben Sie guten Appetit?
Können Sie alles essen?
Was können Sie nicht essen? Warum?
Haben Sie dabei Beschwerden?

İştahınız iyi mi?
Herşeyi yiyebiliyor musunuz?
Yiyemediğiniz herhangi bir şey var mı? Neden?
Yemek yerken herhangi bir şikayetiniz oluyor mu?

Deutsch	Türkisch
Haben Sie irgendwelche Beschwerden nach dem Essen: Magenbrennen, Sodbrennen, Krämpfe, Blähungen, Übelkeit?	Yemekten sonra herhangi bir şikayetiniz oluyor mu? Mide ekşimesi, mide yanması, kramp, gaz, bulantı?
Haben Sie ein Völlegefühl?	Şişkinlik hissiniz var mı?
Haben Sie Brechreiz?	Bulantınız var mı?
Müssen Sie erbrechen?	Kusmak mecburiyetinde kalıyor musunuz?
Wie sieht das Erbrochene aus: gelb, blutig, dunkelbraun (Kaffeesatz), mit Galle (bitter)?	Kusmuğun yapısı nasıl? Sarı, kanlı, kahve telvesi gibi, safrayla beraber (acı)?
Nehmen Sie Ihre Mahlzeiten regelmäßig ein?	Öğünlerinizi zamanında yiyor musunuz?
Haben Sie an Gewicht zugenommen / abgenommen?	Şişmanladınız mı? / Zayıfladınız mı?
Bleibt Ihr Gewicht konstant?	Kilonuz sabit mi?
Können Sie gut schlucken?	Iyi yutabiliyor musunuz?
Haben Sie regelmäßig Stuhlgang?	Düzenli bir şekilde tuvalete çıkıyor musunuz?
Wie ist der Stuhl: normal, flüssig, hart, schwarz, braun, gelb, blutig?	Büyük abdestiniz nasıl? Normal, sıvı şeklinde, sert siyah, kahverengi, sarı, kanlı?
Nehmen Sie Abführmittel?	Müshil hapı kullanıyor musunuz?

Harnwege

Idrar sistemi

Haben Sie Schmerzen in der Nierengegend?	Böbreklerinizde ağrı hissediyor musunuz?
Haben Sie Schwierigkeiten beim Wasserlassen?	Küçük abdestinizi yaparken herhangi bir zorluk çekiyor musunuz?
Brennt es beim Wasserlassen?	Küçük abdestinizi yaparken yanma oluyor mu?
Müssen Sie häufiger Wasser lassen als früher?	Eskiye nazaran dahamı çok küçük abdest yapmak zorunda kalıyorsunuz?

Deutsch	Türkisch
Müssen Sie während der Nacht Wasser lassen? Wieviel Mal?	Geceleyin küçük abdest yapıyor musunuz? Kaç defa?
Hat der Urin einen ungewöhnlichen Geruch?	Idrarın kokusu normal mi?
Hat der Urin eine ungewöhnliche Farbe: braun, rot?	Idrarın rengi nasıl? Kahverengi, kırmızı?

Nervensystem

Sinir sistemi

Deutsch	Türkisch
Fühlen Sie sich nervös / entspannt?	Kendinizi sinirli mi hissediyorsunuz, sakin mi?
Haben Sie irgendwo eine Lähmung? Wo? Seit wann?	Herhangi bir yerinizde felç var mı? Nerede? Ne zamandan beri?
Können Sie überall gut spüren? Wo ist dieser Gefühlsausfall?	Heryerde iyi hissedebiliyor musunuz? Nerede iyi hissetmiyorsunuz?
Können Sie gut riechen? Können Sie gut schmecken?	Iyi koku alabiliyor musunuz? Iyi tad alabiliyor musunuz?
Können Sie gut sehen? Sind Sie kurzsichtig / weitsichtig?	Iyi görebiliyor musunuz? Miyop musunuz? / Yoksa hipermetrop mu?
Sehen Sie trüb? Haben Sie manchmal Flimmern vor den Augen?	Bulanık görüyor musunuz? Gözlerinizin önünde bazen pırpırlanma oluyor mu?
Können Sie gut hören? Spüren Sie manchmal Ohrensausen?	Iyi duyabiliyor musunuz? Arasıra kulaklarınızda uğuldama oluyor mu?
Haben Sie Schwindel?	Baş dönmesi oluyor mu?
Haben Sie einmal das Bewusstsein verloren? Wann? Wie oft?	Hiç bayılma haliniz oluyor mu? Nezaman? Kaç defa?
Merken Sie, wenn es kommt?	Bayılacağınızı önceden hissediyor musunuz?
Kommt es plötzlich?	Birdenbire mi bayılıyorsunuz?

Deutsch	Türkisch
Können Sie sich erinnern, was gerade vor der Ohnmacht geschehen ist?	Bayılmadan hemen önce ne yaptığınızı hatırlayabiliyor musunuz?
Haben Sie sich dabei verletzt?	Bayılırken yaralandınız mı?

Gynäkologie

Kadın Hastalıkları

Wann hatten Sie die erste Periode?
Haben Sie schon die Menopause gehabt?

İlk adetinizi kaç yaşında gördünüz?
Menopoz devresini geçirdiniz mi?

Wann war Ihre letzte Periode?
Haben Sie Ihre Periode regelmäßig?
In welchen Zeitabständen?
Wie lange dauern die Blutungen?

En son adetinizi ne zaman gördünüz?
Adetleriniz düzenli mi?
  Kaç günde bir?
Kanama kaç gün devam ediyor?

Haben Sie starke Blutungen?
Haben Sie Schmerzen während der Periode?
Sind die Schmerzen stark?

Kanama çok şiddetli mi oluyor?
Adetliyken ağrı oluyor mu?
Ağrılar şiddetli mi?

Haben Sie Ausfluss?
Haben Sie Zwischenblutungen?

Hiç akıntı oluyor mu?
Ara kanamalarınız oluyor mu?

Nehmen Sie die Pille?

Doğum kontrol hapı kullanıyor musunuz?

Haben Sie Geschlechtsverkehr?

Cinsel ilişkide bulunuyor musunuz?

Sind Sie schwanger?
Besteht die Möglichkeit, dass Sie schwanger sind?
Wieviele Schwangerschaften hatten Sie?
Haben Sie Fehlgeburten gehabt?
  Wieviele?
Welches Gewicht hatten Ihre Kinder bei der Geburt? Schreiben Sie es bitte hierhin.
Waren die Entbindungen normal?

Hamile misiniz?
Hamile olma ihtimaliniz var mı?
Kaç defa hamile kaldınız?
Hiç düşük yaptınız mı?
  Kaç defa?
Doğduklarında çocuklarınızın kilosu ne kadardı? Lütfen şuraya yazınız!
Doğumlar normal mi oldu?

Deutsch	Türkisch
Pädiatrie	**Çocuk Hastalıkları**
Wie alt ist Ihr Kind?	Çocuğunuz kaç yaşında?
Wie lange ist das Kind schon krank? Schreit es viel?	Çocuğunuz ne zamandan beri hasta? Çok ağlıyor mu?
Wie ernähren Sie das Kind? Wird das Kind mit der Flasche ernährt? Muttermilch, Milchpulver, Kuhmilch, Brei, Gemüse, Fleisch, Fertignahrung	Çocuğunuzu nasıl besliyorsunuz? Çocuğunuz biberonla mı besleniyor? Anne sütü, süt tozu, süt, lapa, sebze, et hazır mama
Nimmt das Kind zu? Wie viel? Hat das Kind Appetit?	Çocuğunuz kilo alıyor mu? Ne kadar? Çocuğun iştahı var mı?
Über welche Schmerzen klagt das Kind? Sind diese Schmerzen schon einmal aufgetreten?	Çocuğunuz hangi ağrılardan yakınıyor? Bu ağrılar daha öncede hiç oldu mu?
Unfälle	**Kazalar**
Wann war der Unfall? Wo ist es geschehen? Wie ist es geschehen?	Kaza ne zaman oldu? Nerede oldu? Nasıl oldu?
Sind Sie gestürzt? Haben Sie sich verbrannt? Sind Sie bewusstlos geworden? Haben Sie viel Blut verloren?	Düştünüz mü? Herhangi bir yerinizi yaktınız mı? Kaza neticesinde bayıldınız mı? Çok kan kaybettiniz mi?
Können Sie … bewegen? Spüren Sie …?	Hareket ettirebiliyor musunuz? Hissediyor musunuz?

Deutsch	Türkisch
Statusaufnahme	**Fiziki muayene**

Machen Sie bitte den Oberkörper frei.
Legen Sie sich bitte hin.
Setzen Sie sich bitte hierher.

Zeigen Sie mir bitte, wo es Ihnen weh tut.
Schmerzt es, wenn ich hier drücke?
Sagen Sie mir, wenn ich Ihnen weh tue!
Entspannen Sie sich, ganz locker lassen!
Wo tut es mehr weh, hier oder da?

Wohin strahlen die Schmerzen aus?

Bewegen Sie bitte das Bein, den Fuß, die Hand, den Arm, die Finger, den Kopf.
Schmerzt es, wenn ich hier bewege?

Machen Sie den Mund auf!
Strecken Sie die Zunge heraus!
Sagen Sie „A"!

Husten Sie!
Atmen Sie tief ein!
Halten Sie den Atem an!

Öffnen Sie die Augen!
Schließen Sie die Augen!

Machen Sie mir nach!

Ich muss Ihnen die Temperatur/den Blutdruck messen.
Ich muss Ihnen ein Elektrokardiogramm machen.

Lütfen üst kısmınızı soyununuz.
Lütfen şuraya yatınız.
Lütfen şuraya oturunuz.

Bana ağrıyan yerinizi gösteriniz.

Ben buraya bastırınca ağrıyor mu?
Lütfen, şayet ağrıtırsam bana söyleyin.
Kendinizi gayet serbest bırakın.

Neresi daha fazla ağrıyor? Burası mı, şurası mı?
Ağrılar ne tarafa yayılıyor?

Lütfen, bacağınızı/ayağınızı/elinizi/ kolunuzu/parmaklarınızı/başınızı hareket ettiriniz.
Burayı hareket ettirince ağrıyor mu?

Ağzınızı açınız.
Dilinizi uzatınız.
«a» Deyiniz!

Öksürünüz.
Derin nefes alınız.
Nefesinizi tutunuz.

Gözlerinizi açınız.
Gözlerinizi kapayınız.

Yaptığım hareketi tekrar ediniz.

Ateşinizi/tansiyonunuzu ölçmem gerekiyor.
Kalbinizin grafiğini çekmem gerekiyor.

Deutsch	Türkisch
Ich muss Ihnen Blut zur Untersuchung abnehmen.	Kan tahlili için kan almam gerekiyor.
Man muss Ihren Urin untersuchen.	İdrar tahlili gerekiyor.
Lassen Sie etwas Urin hier!	Lütfen şuraya biraz idrar yapınız.

Diagnosemitteilung   Tanı

Sie haben …	Sizin … var.
Sie haben nichts Schlimmes.	Önemli bir şeyiniz yok.
Ihre Krankheit ist harmlos.	Hastalığınız önemli bir hastalık değil.
Sie werden sich bald erholen.	Yakında tamamen iyileşeceksiniz.
Sie haben keine harmlose Krankheit.	Sizin ciddi bir hastalığınız var.
Ihre Krankheit ist ansteckend.	Hastalığınız. bulaşıcı.
Sie müssen ins Krankenhaus.	Hastaneye yatmanız gerekiyor.
Ich muss Sie zum Spezialisten schicken.	Sizi mütehassısa göndermem gerekiyor.
Bringen Sie bitte einen Dolmetscher mit.	Lütfen bir tane tercüman getiriniz.
Sie müssen operiert werden.	Ameliyat olmanız gerekiyor.
Sie müssen sofort operiert werden, da Lebensgefahr besteht.	Sizin hemen ameliyat olmanız gerekiyor. Çünkü hayatınız tehlikede.
Ihr Arm/Bein ist gebrochen, gestaucht, gezerrt.	Kolunuz/Bacağınız kırılmış, burkulmuş, çatlamış.
Sie haben einen Erguss im Gelenk.	Eklem yeriniz su toplamış.
Sie brauchen einen Gips/einen elastischen Verband.	Alçıya/elastik bir sargıya ihtiyacınız var.
Ihr Blutzucker ist erhöht.	Şekeriniz yükselmiş.
Ihr Blutdruck ist zu hoch/zu tief.	Tansiyonunuz çok yüksek/çok düşük.
Die Resultate der Blutuntersuchung sind normal.	Kan tahlillerinin sonuçları normal.
Sie sind schwanger.	Hamilesiniz.

Deutsch	Türkisch
Sie müssen Röntgenaufnahmen machen lassen.	Film çektirmeniz gerekiyor.

Therapie und Verordnungen

Tedavi, reçete ve diğer tavsiyeler

Medikamente, Arzneimittel
Ich gebe Ihnen ein Rezept.
Tropfen, Tabletten, Kapseln, Zäpfchen, Spritzen, Salbe

İlaçlar
Size bir reçete yazıyorum.
Damla, tablet, kapsül, fitil, iğne, merhem

alle … Stunden
einmal täglich
jeden zweiten Tag
morgens, mittags, abends, nachts, vor dem Essen, nach dem Essen, während des Essens, vor dem Schlafgehen

Her … saatte bir.
Günde bir defa
İki günde bir
Sabah, öğle, akşam, gece, yemekten önce, yemekten sonra, yemekle beraber, yatmadan önce

ein Kaffeelöffel, ein großer Löffel

Bir kahve kaşığı, bir çorba kaşığı

mit Wasser, mit reichlich Wasser
Sie müssen die Tablette in etwas Wasser auflösen.
Sie müssen die Tablette schlucken.
Sie müssen die Tablette lutschen. Sie dürfen sie nicht zerkauen.
Damit sollen Sie gurgeln.
Damit sollen Sie inhalieren.

suyla, bol suyla birlikte
Tableti suda eritmeniz gerekiyor.
Tableti yutmanız gerekiyor.
Tableti çiğnemeden yutmanız gerekiyor.
Bununla gargara yapmanız gerekiyor.
Bunun buharını solumanız gerekiyor.

Trinken Sie es nicht!
Nur äußerlich anzuwenden, auf die Haut.
Sie müssen die Haut täglich / zweimal täglich mit Salbe einreiben.

Onu içmeyiniz.
Sadece cilt üzerine kullanılacak.

Derinizin üzerine günde bir defa / günde iki defa merhem sürmeniz gerekiyor.

Sie dürfen den Verband nicht abnehmen.

Sargıyı çıkarmamanız gerekli.

Deutsch	Türkisch
Sie können den Verband nachts abnehmen.	Sargıyı gece çıkarabilirsiniz.
Machen Sie einen kalten/warmen Umschlag.	Soğuk/sıcak kompres yapınız.
Sie müssen … mal täglich … Tropfen ins Auge geben.	Günde … defa … damla gözünüze damlatmanız gerekiyor.
Essen Sie nichts. Trinken Sie viel! Meiden Sie fettreiche Nahrung. Sie sollten abnehmen. Halten Sie Diät.	Hiçbirşey yemeyiniz. Bol bol içiniz. Yağlı yemeklerden sakınınız. Zayıflamanız gerekli. Perhiz yapınız.
Sie sollten nicht mehr rauchen.	Sigarayı bırakmalısınız.
Ich muss Ihnen eine Spritze geben. Ich muss Ihnen eine Einspritzung in die Vene/in den Oberschenkel/ins Gesäß/in den Arm/ins Gelenk machen. Es wird nicht weh tun.	Size bir iğne vurmam gerekiyor. İğneyi damara/baldıra/kalçaya/kolunuza/ekleme vurmam gerekiyor. Herhangi bir ağrı hissetmeyeceksiniz.
Sie müssen jeden Tag/jeden zweiten Tag zu einer Injektion kommen. Sie müssen zur Bestrahlung, Massage, Physiotherapie, Ergotherapie.	Sizin hergün/iki günde bir iğne olmak için buraya gelmeniz gerekli. Sizin ışın tedavisine, masaja, fizik tedavisine idmana gelmeniz gerekiyor.
Bleiben Sie im Bett! Sie sollten sich im Bett möglichst ruhig verhalten. Bewegen Sie sich auch im Bett, so viel Sie nur können! Machen Sie alles, was Ihnen nicht weh tut. Sie dürfen das Bein nicht belasten. Sie dürfen das Bein nur wenig (mit 10 kg) belasten. Kontrollieren Sie	Yatakta dinlenmeniz gerekiyor! Yatakta mümkün olduğunca sakin durmanız gerekiyor. Yatakta da yapabildiğiniz kadar hareket ediniz! Size ne ağrı yapmıyorsa, onları yapınız. Ayağınıza yüklenmeyiniz. Ayağınıza yalnızca on kiloyla yüklenebilirsiniz. Ayağınızı bir tartının

Deutsch	Türkisch
das, indem Sie den Fuß auf eine Wage stellen!	üzerine koyarak bunu kontrol ediniz!
Stehen Sie soviel wie möglich auf!	Mümkün olduğu kadar çok ayağa kalkınız!
Marschieren Sie täglich mehrmals!	Günde birkaç kere yürüyünüz!
Sie dürfen keinen Sport treiben.	Spor yapamazsınız!
Sie sollten so viel wie möglich Treppen steigen, nicht Lift fahren.	Sizin mümkün oldukca asansörü kullanmayıp merdivenle çıkmanız gerekiyor.
Sie sollten keine schweren Lasten tragen.	Sizin ağır yük taşımamanız gerekiyor.
Sie sollten keine schweren Lasten heben.	Sizin ağır yük kaldırmamanız gerekiyor.
Kommen Sie in … Tagen/Wochen wieder.	Gün sonra/ … Hafta sonra tekrar geliniz.
Kommen Sie morgen/übermorgen wieder.	Yarın öbürsügün tekrar geliniz.
Kommen Sie nächsten Montag/Dienstag wieder.	Gelecek pazartesi/salı … tekrar geliniz.
Sie müssen wieder zur Kontrolle kommen.	Sizin tekrar kontrole gelmeniz gerekiyor.
Bringen Sie bitte einen Dolmetscher mit.	Lütfen bir tane tercüman getiriniz.
Messen Sie das Fieber!	Ateşinizi ölçünüz.
Ich muss Sie krank melden.	Sizi hasta yazmak zorundayım.
Gute Besserung!	Geçmiş olsun!

Krankheitsnamen

Hastalık isimleri

Abszess — abse
Abtreibung — kürtaj
Aids — AIDS

Deutsch	Türkisch
Akne	akne
Allergie	allerji
Anämie	kansızlık
Angina	anjin
Angina pectoris	koroner yetmezliği
Arteriosklerose	damar sertliği
Arthritis	eklem iltihaplanması
Asthma	astım
Bänderverletzung	lif zedelenmesi
Bandscheibenschaden	disk kayması
Bandwurm	şerit, tenya
Bauchspeicheldrüsenentzündung	pankreas iltihaplanması
Bindehautentzündung	göz nezlesi
Blasenentzündung	idrar kesesi iltihabı
Blasensteine	idrar kesesi taşı
Blinddarmentzündung	apandisit
Blutung	kanama
Blutvergiftung	kan zehirlenmesi
Brand	gangren
Bronchitis	bronşit
Bruch	fıtık
Darmentzündung	barsak iltihaplanması
Dermatose	deri hastalığı
Durchblutungsstörungen	dolaşım bozukluğu
Eierstockentzündung	yumurtalık iltihaplanması
Ekzem	ekzema
Embolie	damar tıkayıcı
Entzündung	iltihap
Epilepsie	sara (epilepsi)
Erkältung	üşütme
Fluor	fulor
Furunkel	çıban
Fußpilz	ayak mantarı
Gallenblasenentzündung	safra kesesi iltihaplanması
Gallenkolik	safra koliği

Deutsch	Türkisch
Gallensteine	safra kesesi taşı
Gebärmutterentzündung	rahim iltihaplanması
Gehirnerschütterung	beyin sarsıntısı
Gelbfieber	sarı humma
Gelbsucht	sarılık
Gelenkrheumatismus	eklem romatizması
Geschlechtskrankheiten	cinsel (zührevi) hastalıklar
Geschwür	ülser
Gicht	nıkris
Gleichgewichtsstörungen	denge bozuklukları
Gonorrhö	bel soğukluğu
Grippe	grip
Gürtelrose	zona hastalığı
Hämorrhoiden	mayasıl
Harnvergiftung	üre
Hautkrankheit	cilt hastalığı
Hepatitis	karaciğer iltihaplanması
Herzinfarkt	kalp krizi, enfarktüs
Herzklappenfehler	kalp kapaklarında bozukluk
Herzkrankheit	kalp hastalığı
Herzmuskelschwäche	kalp kaslarının güçsüzlüğü
Heufieber	bahar nezlesi
Hexenschuss	lumbago
Hirnhautentzündung	menenjit
Hirnschlag	felç, inme
Hodenbruch	haya fıtığı
Hodenentzündung	haya iltihaplanması
Hysterie	histeri
Infarkt	enfarktüs
Infektion	enfeksiyon
Ischias	siyatik
Karies	dişçürüğü
Katarrh	akıntı
Kehlkopfentzündung	gırtlak kapağı iltihaplanması
Keuchhusten	boğmaca
Kinderlähmung	çocuk felci
Krampfadern	varis

Deutsch	Türkisch
Krebs	kanser
Kreislaufschwäche	dolaşım sistemi yetersizliği
Kreislaufstörungen	dolaşım sistemi bozukluğu
Kropf	guatr
Lähmung	felç
Leistenbruch	fıtık
Leukämie	lösemi (kan kanseri)
Lungenentzündung	zatürre
Magen-Darmentzündung	mide-barsak iltihaplanması
Magengeschwür	mide ülseri
Magenschleimhautentzündung	mide zarı iltihaplanması
Magersucht	sinirsel zayıflama
Malaria	sıtma
Mandelentzündung	bademcik iltihaplanması
Masern	kızamık
Migräne	migren
Mittelohrentzündung	orta kulak iltihaplanması
Mumps	kabakulak
Muskelrheumatismus	kas romatizması
Muskelriss	kas yırtılması
Nabelbruch	göbek fıtığı
Nasenpolypen	burun polipi
Nervenentzündung	sinir iltihaplanması
Nervöse Störung	sinirsel bozukluk
Nesselfieber	ürtiker
Neuralgie	nevralji
Neurose	nevroz
Nierenbeckenentzündung	böbrek leğeni iltihaplanması
Nierenentzündung	böbrek iltihaplanması
Nierenstein	böbrek taşları
Ödem	ödem
Ohrenentzündung	kulak iltihaplanması
Peritonitis, Bauchfellentzündung	karın zarı iltihaplanması (peritonit)
Phlegmone	flegmon

Deutsch	Türkisch
Polytoxikomanie	politoksikomani
Prostataleiden	prostat hastalığı
Rachenentzündung	boğaz iltihaplanması
Rachitis	raşitizm
Rheuma	romatizma
Rhinitis	nezle
Rippenfellentzündung, Pleuritis	akciğer zarı iltihaplanması
Röteln	kızamıkcık
Ruhr	dizanteri
Sarkom	habis ur
Scharlach	kızıl
Schnupfen	nezle
Schwindel	baş dönmesi
Sehnenscheidenentzündung	lif iltihaplanması
Sepsis	sepsis
Star, grauer	katarakt
Starrkrampf (Tetanus)	tetanoz
Stirnhöhlenentzündung	sinüzit
Syphilis	frengi
Tollwut	kuduz
Tuberkulose	verem
Tumor (gutartig, bösartig)	tumör (iyi huylu, kötü huylu)
Typhus	tifo
Venenentzündung	toplardamar iltihaplanması
Verbrennung	yanık
Vergiftung	zehirlenme
Verrenkung	çıkık
Verstauchung	burkulma
Wasserkopf	beyinde su toplanması
Windpocken	su çiçeği
Wundinfektion	yara enfeksiyonu
Würmer	kurtlar
Zahnfleischentzündung	diş eti iltihaplanması
Zuckerkrankheit	şeker hastalığı

Deutsch	Türkisch
Zwölffingerdarmgeschwür	onikiparmak bağırsağı ülseri
Zirrhose	siroz

Symptome und Fachausdrücke
Hastalık semptomları ve tıbbi deyimleri

Abmagerung	zayıflama
Akut	ani
Anästhesie, Anästhetikum	narkoz / narkoz ilacı
Antibiotikum	antibiyotik
Appetitlosigkeit	iştahsızlık
Atembeschwerden	nefes alıp verme zorluğu
Atemgeruch	nefes kokması
Atmung, künstliche Atmung	solunum / suni solunum
Aufstoßen	geğirme
Ausschlag	döküntü
Bauchkrampf	karın krampı
Bauchweh	karın ağrısı
Beißen	ısırmak
Blähungen	gaz, şişkinlik
Blasengries	idrar kesesi kumu
Blasenkatheter	sonda
Blut	kan
Blutbild	kan tahlili
Blutdruck (hoher, niedriger)	tansiyon (yüksek / düşük)
Blutdrucksenkung	tansiyon düşmesi
Blutdrucksteigerung	tansiyon yükselmesi
Blutprobe	kan tahlili
Blutsenkung	kan sedimentasyonu
Bluttransfusion	kan nakli
Brandblase	yanığın su toplaması
Brandwunde	yanık yarası
Brechreiz	bulantı
Chronisch	kronik
Darmentleerung	büyük abdest
Diät	diyet, perhiz

Deutsch	Türkisch
Druckgefühl	baskı hissi
Durchfall	ishal
Eiter	iltihap
Eiterbläschen	iltihaplı sivilce, akne
Eiterung	iltihaplanma
Epidemie	salgın
Erbrechen	kusmak
Erfrieren	donmak
Erkältung, sich erkälten	üşütmek
Ertrinken	boğulmak
Fasten	oruç tutmak
Fehlgeburt	düşük yapmak
Fieber	ateş
Flimmern vor den Augen	gözlerin önünde pırpırlanma
Frieren	üşümek
Frösteln	soğuktan titremek
Frühgeburt	erken doğum
Galle	safra
Gebiss, Zahnprothese	takma diş
Geburt	doğum
Geburtswehen	doğum ağrısı
Gelenkschmerzen	eklem ağrıları
Geschlechtsreife	ergenlik
Geschwulst	tumör
Gesichtsfarbe	yüz rengi
Haarausfall	saç dökülmesi
Halsschmerz	boğaz ağrısı
Halsstarre, steifer Hals	boyun tutulması
Harn	idrar
Harndrang	idrar sıkıştırması
Harnsäure	asit ürik
Harnstoff	üre
Harnverhaltung	idrarını tutma
Hautfarbe	cilt rengi
Hautrötung	cilt kızarması
Heiserkeit	ses kısılması

Deutsch	Türkisch
Herzasthma	kalp astımı
Herzklopfen	kalp çarpıntısı
Husten	öksürük
Impfung	aşı
Impotenz	iktidarsızlık
Jucken	kaşınma
Kaiserschnitt	sezaryen ameliyatı
Knoten	beze
Komplikation	zorluk, güçlük
Kolik	kolik
Kollaps	baygınlık
Kongestion	konjestiyon
Krämpfe	kramp
Krank	hasta
Krankheit	hastalık
Kreislauf	kan dolaşımı
Kribbeln	karıncalanma
Kur	kür
Leberfunktion	karaciğer fonksiyonu
Lungenblutung	akciğer kanaması
Magenbrennen	mide ekşimesi
Magendrücken	mide baskısı
Magensaft	mide sıvısı
Magensäure	mide asiti
Magenspülung	mide yıkanması
Menopause	menopoz
Menstruation	adet görme
Milchgebiss	süt dişi
Müdigkeit	yorgunluk
Muskelkater	kas tutulması
Narbe	yara izi
Nasenbluten	burun kanaması
Nervenzusammenbruch	sinir krizi
Nervosität	sinirlilik

Deutsch	Türkisch
Nierenkolik	böbrek koliği
Nierenzysten	böbrek kisti
Niesen	hapşırmak
Ohnmacht	bayılma
Ohrenschmerzen	kulak ağrısı
Periodenschmerzen	adet ağrıları
Punktion	ponksiyon
Quetschung	ezilme
Reißen (in den Gliedern)	eklemlerde sancı/romatizma
Reizbarkeit	hassaslık
Reizhusten	kuru öksürük
Rekonvaleszenz	iyileşme dönemi
Rückfall	nüksetme
Schlaflosigkeit	uykusuzluk
Schmerzen	ağrılar
Schock	şok
Schüttelfrost	titreme nöbeti
Schwäche	güçsüzlük
Schwangerschaft	hamilelik
Schweiß	ter
Schwere Beine	ağır bacaklar
Sehstörung	görme bozukluğu
Sodbrennen	mide yanması
Sonnenstich	güneş çarpması
Spastisch	spastik
Speichel	salya, tükürük
Stich	ani sancı, batıcı ağrı
Stoffwechsel	metabolizma
Stoffwechselstörung	metabolizma bozukluğu
Stuhl	gaita, büyük abdest
Stuhlgang	büyük abdest yapma
Therapie	tedavi
Thermometer	derece, termometre
Thrombose	kan pıhtısı

Deutsch	Türkisch
Transfusion	nakil
Tremor	tremor, titreme
Übelkeit	mide bulantısı
Unfall	kaza
Unterleibsschmerzen	karnın alt kısmının ağrıması
Verdauung	hazım, sindirim
Verstopfung	kabızlık
Wachstum	gelişme, büyüme
Wallungen	kan baskısı, ateş basması
Wunde	yara
Zahnfüllung	diş dolgusu
Zahnpflege	diş bakımı
Zahnschmerz	diş ağrısı
Zyste	kist

Anatomie — Anatomi

Deutsch	Türkisch
Arm	kol
Arterie	arter, atardamar
Auge	göz
Augenlid	göz kapağı
Band	lif
Bandscheibe	disk
Bauch	karın
Becken	leğen, kalça
Bein	bacak
Blinddarm	apandis
Brust	göğüs
Brustkorb	göğüs kafesi
Darm	barsak
Daumen	baş parmak
Dickdarm	kalın barsak

Deutsch	Türkisch
Drüsen	beze
Dünndarm	ince barsak
Eierstöcke	yumurtalıklar
Ellbogen	dirsek
Ferse	topuk
Finger	parmak
Fuß	ayak
Fußgelenk	ayak eklemi
Fußknöchel	ayak bileği
Gallenblase	safra kesesi
Gaumen	damak
Gebärmutter	rahim
Gehirn	beyin
Gelenk	eklem
Haar	saç
Hals	boğaz
Hand	el
Handgelenk	bilek
Harnblase	idrar kesesi
Harnröhre	sidik borusu
Haut	cilt, deri
Herz	kalp
Hoden	haya, taşak
Hüftgelenk	kalça eklemi
Kehlkopf	gırtlak
Kiefer	çene kemiği
Knie	diz
Kniegelenk	diz eklemi
Knochen	kemik
Kopf	kafa, baş
Leber	karaciğer
Lippe	dudak
Lunge	akciğer
Lymphknoten	lenf bezi

Deutsch	Türkisch
Magen	mide
Mandeln	bademcikler
Milz	dalak
Mund	ağız
Muskel	kas
Nabel	göbek
Nacken	boyun, ense
Nagel	tırnak
Nase	burun
Nerv	sinir
Niere	böbrek
Oberschenkel	uyluk
Ohr	kulak
Prostata	prostat
Rachen	boğaz
Rippen	kaburgalar
Rücken	sırt
Rückenmark	omurilik
Scheide	döl yolu
Schlüsselbein	köprücük kemiği
Schulter	omuz
Schultergürtel	omuz kemeri
Sehne	lif, sinir, kiriş
Stimmbänder	ses telleri
Stirn	alın
Stirnhöhle	alın kemiği boşluğu
Unterarm	önkol
Vene	toplardamar, ven
Wirbel	omur kemiği
Wirbelsäule	omurga
Zahn, Zähne	diş, dişler

Deutsch	Türkisch
Zahnfleisch	diş eti
Zehe	ayak parmağı
Zunge	dil
Zwölffingerdarm	oniki parmak bağırsağı

Zahlen / Sayılar

eins	bir
zwei	iki
drei	üç
vier	dört
fünf	beş
sechs	altı
sieben	yedi
acht	sekiz
neun	dokuz
zehn	on
zwanzig	yirmi
dreißig	otuz
vierzig	kırk
fünfzig	elli
sechzig	altmış
siebzig	yetmiş
achtzig	seksen
neunzig	doksan
hundert	yüz
tausend	bin
erste	birinci
zweite	ikinci
dritte	üçüncü
einmal	bir defa
zweimal	iki defa
dreimal	üç defa
ein Viertel	çeyrek

Deutsch	Türkisch
ein Drittel	üçte bir
ein Halb	yarım
ein Ganzes	bütün

Zeit / Zaman

Deutsch	Türkisch
heute	bugün
morgen	yarın
übermorgen	öbürsü gün
gestern	dün
vorgestern	evvelsi gün
diese Woche	bu hafta
nächste Woche	gelecek hafta
letzte Woche	geçen hafta
bald	yakında
später	ilerde
vor kurzem	kısa bir zaman önce
während kurzer Zeit	kısa bir zaman içinde
vor langer Zeit	uzun bir zaman önce
während langer Zeit	uzun bir zaman içinde
am Morgen	sabahleyin
am Mittag	öğleyin
am Nachmittag	öğleden sonra
am Abend	akşamleyin
in der Nacht	gece
Tag, Tage	gün, günler
Stunde, Stunden	saat, saatler
Minute, Minuten	dakika, dakikalar
Sekunde, Sekunden	saniye, saniyeler

Wochentage: Montag, Dienstag, Mittwoch, Donnerstag, Freitag, Samstag, Sonntag

Günler: Pazartesi, Salı, Çarşamba, Perşembe, Cuma, Cumartesi, Pazar

Monate: Januar, Februar, März,

Aylar: Ocak, Şubat, Mart,

Deutsch	Türkisch
April, Mai, Juni, Juli, August, September, Oktober, November, Dezember	Nisan, Mayıs, Haziran, Temmuz, Ağustos, Eylül, Ekim, Kasım, Aralık
Jahreszeiten: Frühling, Sommer, Herbst, Winter	Mevsimler: Ilkbahar, Yaz, Sonbahar, Kış

Farben

Renkler

weiß — beyaz
gelb — sarı
rot — kırmızı
rosa — pembe
braun — kahverengi
grün — yeşil
blau — mavi
schwarz — siyah

Lokalisation

Lokalize etmek

oben — yukarıda
unten — aşağıda
rechts — sağ
links — sol
hinten — arkada
vorne — önde
seitlich — yan taraf

Serbokroatisch
Srpskohrvatskom

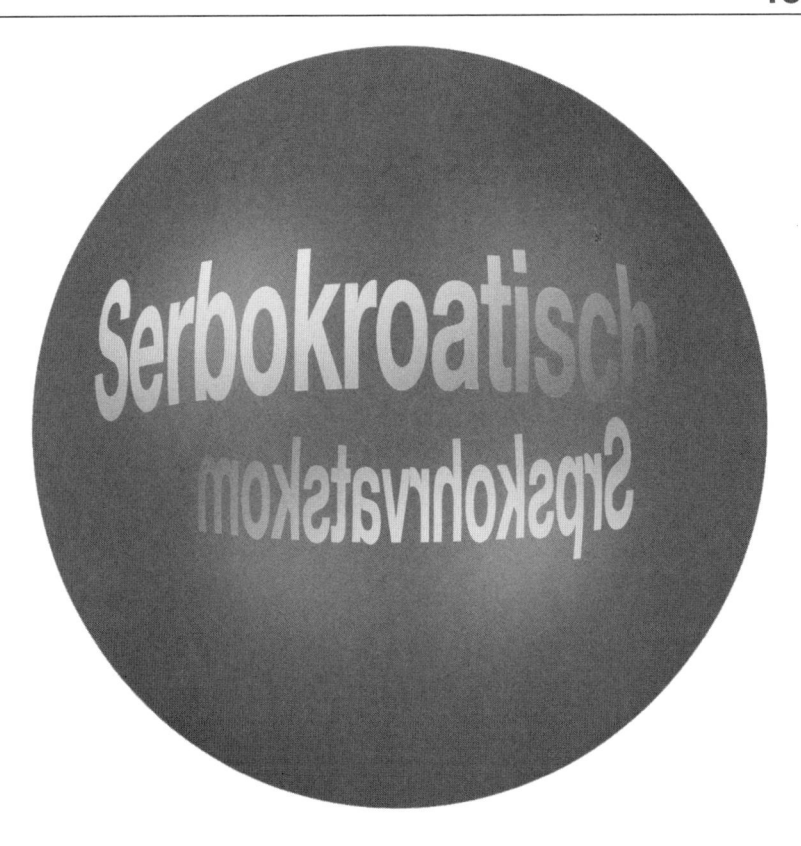

Grußformeln und Allgemeines	191	Pädiatrie	204
Angaben zur Person	192	Unfälle	204
Familienanamnese	192	Statusaufnahme	205
Persönliche Anamnese	193	Diagnosemitteilung	206
Arbeitsplatz-Anamnese	196	Therapie und Verordnungen	207
Jetziges Leiden: Allgemeines	197	Krankheitsnamen	209
Kardiovaskuläres System	199	Symptome und Fachausdrücke	214
Respirationstrakt	200	Anatomie	218
Magen-Darm-Trakt	201	Zahlen	221
Harnwege	201	Zeit	222
Nervensystem	202	Farben	223
Gynäkologie	203	Lokalisation	223

Deutsch	Serbokroatisch

Grußformeln und Allgemeines

Vrste pozdrava i uopšteno

Guten Tag!	Dobar dan!
Guten Abend!	Dobro veče!
Gute Nacht!	Laku noć!
Auf Wiedersehen!	Doviđenja!
Herr	Gospodin
Frau	Gospođa
bitte	molim
danke, vielen Dank	hvala, puno hvala
Entschuldigen Sie!	Izvnite!
sehr gut	vrlo dobro
ja	da
nein	ne
Ich habe Sie nicht verstanden.	Nisam Vas razumeo.
Wiederholen Sie bitte langsam.	Ponovite, molim Vas, polako.
Ich verstehe.	Razumem.
Verstehen Sie?	Da li Vi razumete?
Schreiben Sie es bitte hier auf.	Napišite, molim Vas, ovde.
Sind Sie von einem Dolmetscher begleitet?	Da li je sa Vama došao prevodioc?
Bringen Sie bitte einen Dolmetscher mit.	Povedite, molim Vas, sa sobom prevodioca.
Setzen Sie sich bitte.	Sedite, molim Vas.
Gehen Sie bitte ins Wartezimmer.	Molim Vas, idite u čekaonicu.
Gute Besserung!	Želim Vam brzo ozdravljenje!

Deutsch	Serbokroatisch
Angaben zur Person	**Podatci o osobi**
Name, Vorname	prezime, ime
Geburtsdatum	datum rođenja
Alter	starost
Geburtsort	mesto rođenja
Adresse	adresa stanovanja
Telephonnummer	broj telefona
verheiratet, ledig, verwitwet, geschieden	oženjen (udata), neoženjen (neudata), udovac (udovica), razveden (razvedena)
Kinderzahl	broj dece
Beruf	zanimanje, (poziv, profesija)
Arbeitsort	mesto gde radite
Arbeitgeber	poslodavac
Welche Krankenkasse?	Koje je Vaše osiguravajuće društvo u slučaju bolesti?
Welche Unfallversicherung?	Koje je vaše osiguravajuće društvo u slučaju nesreće?
Wie lange wohnen Sie hier?	Koliko dugo već stanujete (živite) ovde?
Wie heißt Ihr Hausarzt?	Kako se zove Vaš kućni lekar?
Unterschreiben Sie bitte hier.	Potpišite ovde, molim Vas!
Familienanamnese	**Porodična istorija bolesti**
Vater	otac
Mutter	majka
Sohn	sin
Tochter	ćerka
Bruder	brat
Schwester	sestra

Deutsch	Serbokroatisch
Ehemann	muž (suprug)
Ehefrau	žena (supruga)
Cousin, Cousine	brat, sestra od tetke/ujaka
Onkel	ujak
Tante	tetka
Neffe	sin od sestre
Nichte	sestrina ćerka
Großvater	deda
Großmutter	baba
Verwandte	rođak

Lebt Ihr Vater/Ihre Mutter noch?	Da li je Vaš(a) otac/majka još živ(a)?
Wie alt ist Ihr Vater/Ihre Mutter?	Koliko je star(a) Vaš(a) otac/majka?
Wieviele Geschwister haben Sie?	Koliko imate braće i sestara?
Leben sie alle noch?	Da li su svi još živi?
Sind sie alle gesund?	Da li su svi zdravi?
Kommen irgendwelche Krankheiten in Ihrer Familie häufig vor?	Da li se neke bolesti češće javljaju u Vašoj porodici?
Sind Ihnen in Ihrer Familie Fälle von Zuckerkrankheit, Tuberkulose, Bluthochdruck, Herzinfarkt, Drüsenkrankheiten, Allergien, Stoffwechselstörungen, Krebs, Geisteskrankheiten, Epilepsie bekannt?	Da li su Vam u porodici poznati slučajevi šećerne bolesti, tuberkuloze (sušice), visokog pritiska, srčanog udara (infarkta), bolesti žlezda sa unutrašnjim lučenjem, alergije, bolesti razmene materija (metabolizma), raka, duševnih bolesti, padavice?
Haben Sie Kinder?	Imate li dece?
Wieviele?	Koliko?
Wie alt sind sie?	Koliko su stara deca?

Persönliche Anamnese   Lična istorija bolesti

Waren Sie kürzlich bei einem Arzt in Behandlung? Wegen was?	Da li ste pre kratkog vremena bili kod nekog lekara na lečenju? Zbog čega?
Waren Sie schon einmal im Spital? Wann? Was hatten Sie?	Da li ste već jednom bili u bolnici? Kada? Zašto?

Deutsch	Serbokroatisch
Wurden Sie operiert?	Da li ste bili operisani?
Haben Sie schwere Krankheiten durchgemacht? Welche?	Da li ste bolovali od teških bolesti (da li ste preležali teške bolesti)? Koje?
Infektionskrankheiten: Tuberkulose, Typhus, Cholera, Amöbenruhr, Malaria, Schlafkrankheit, Geschlechtskrankheiten, Hepatitis A/B/C, Aids (HIV-Infektion)	Zarazne (infektivne bolesti): tuberkulozu, tifus, koleru, amebe, malariju, spavajuću bolest, polne bolesti, žutica (zapaljenje jetre) izazvana virusom A/B/C, Sida (HIV)
Wo sind sie aufgewachsen?	Gde ste odrasli?
Welche Kinderkrankheiten haben Sie durchgemacht?	Koje dečije bolesti ste preležali?
Masern, Mumps, Röteln, Scharlach, Windpocken, Diphterie, Keuchhusten, Kinderlähmung	Male boginje (morbile), zaušci, crvenka (rubeola), šarlah, ovčije boginje (vodene boginje, varicele), difterija, veliki kašalj, dečija paraliza
Wurden Sie in den letzten Jahren geimpft?	Da li ste zadnjih godina vakcinisani?
Gegen was sind Sie geimpft?	Protiv čega ste vakcinisani?
Sind Sie geimpft gegen: Tetanus, Kinderlähmung, Diphterie, Keuchhusten, Masern, Röteln, Hirnhautentzündung, Hepatitis A/B, Gelbfieber, Cholera?	Da li ste vakcinisani protiv: tetanusa, dečije paralize, difterije, velikog kašlja, malih boginja, ovčijih boginja, zaušaka, zapaljenja moždanih ovojnica (meningitis), zapaljenja jetre izazvanog virusom A/B, žute groznice, kolere?
Haben Sie Bluttransfusionen bekommen?	Da li ste dobili transfuziju krvi?
Üben Sie ungeschützten Geschlechtsverkehr aus, d.h. ohne Kondom?	Da li polne odnose obavljate bez zaštite, odnosno bez prezervativa?
Verkehren Sie mit einem Partner, oder wechseln Sie den Partner häufig? Wie häufig?	Imate li stalnog partnera ili ga često menjate? Koliko često?
Waren Sie in den Tropen? Wann? Wo genau?	Da li ste bili u tropskim zemljama? Kada? Gde tačno?

Deutsch	Serbokroatisch
Haben Sie eine Malariaprophylaxe durchgeführt? Wenn ja, womit?	Da li ste sproveli zaštitu (mere predostrožnosti) protiv malarije? Ako jeste, sa čime ste to učinili?
Sind Sie von Zecken gebissen worden? Hat das irgendwelche Folgen gehabt?	Da li Vas je uboo krpelj? Da li je to imalo za Vas neke posledice?
Nehmen Sie jetzt irgendwelche Medikamente? Welche?	Da li sada uzimate bilo kakve lekove? Koje?
Haben Sie den Eindruck, dass sie etwas nutzen?	Imate li utisak da vam nešto pomažu?
Nehmen Sie Ihre Medikamente regelmäßig?	Da li uzimate redovno vaše lekove?
Nehmen Sie Drogen?	Da li uzimate (uživate) droge?
Welche: Haschisch, Marihuana, Kokain (Koks), Heroin, Amphetamine (Speed), Ecstasy, Methadon, LSD oder irgendwelche anderen?	Koje: hašiš, marihuanu, kokain, heroin, amfetamine, ecstasi tablete, metadon, LSD ili bilo koje druge?
Rauchen oder sniffen Sie diese Drogen, oder spritzen Sie sie?	Pušite li ili ušmrkavate te droge na nos, ili ih ubrizgavate iglom?
Nehmen Sie diese Drogen täglich oder sporadisch?	Da li uzimate te droge svakodnevno ili samo povremeno?
Sind Sie an diese Drogen so gewöhnt, dass Sie nicht mehr ohne sie leben möchten?	Da li ste se tako navikli na droge da bez njih više ne želite da živite?
Haben Sie schon einmal eine Entziehungskur durchgemacht? Wieviele? Wann?	Da li ste se već jednom podvrgli jednom lečenju za odvikavanje od droge? Koliko puta i kada?
Nehmen Sie regelmäßig Kopfwehtabletten oder andere Schmerz- oder Beruhigungsmittel?	Da li uzimate redovno tablete protiv glavobolje ili neke druge lekove protiv bolova ili sredstva za umirenje?
Rauchen Sie?	Pušite li?
Wieviele Zigaretten / Pfeifen / Zigarren pro Tag?	Koliko cigareta / lula / cigara / na dan?
Was trinken Sie? Bier, Wein, Schnaps?	Šta pijete? Pivo, vino, rakiju?

Deutsch	Serbokroatisch
Wie viel davon trinken Sie?	Koliko toga pijete?
Haben Sie eine Allergie? Worauf?	Da li ste na nešto alergični? Na šta?
Sind Sie allergisch auf Nahrungsmittel, Medikamente (zum Beispiel Antibiotika), Insektenstiche, Pflanzenpollen oder Hausstaub?	Da li ste alergični na hranu, na lekove (naprimer na antibiotike), na ubode insekata ili na cvetni prah (polen) ili na kućnu prašinu (pregalj)?
Haben Sie Hautausschläge?	Da li imate osip po koži?
Haben Sie Asthma?	Da li imate astmu (tegobe disanja)?
Haben Sie schon einmal einen Schock durchgemacht? Mussten Sie hospitalisiert werden?	Da li ste već jednom doživeli šok? Da li ste morali da idete zbog toga u bolnicu?
Kommen diese Krankheiten in Ihrer Familie oft vor?	Da li se ove bolesti učestalo javljaju u vašoj porodici?
Kennen Sie die Ursache oder die auslösende Substanz?	Da li Vam je poznat uzrok ili materija koja izaziva alergiju?
Haben Sie Haustiere: Katze, Hund, Vögel?	Da li imate domaće životinje: Mačku, psa, ptice?

Arbeitsplatz-Anamnese

Pitanja o radnom mestu

Arbeiten Sie zur Zeit?	Da li trenutno radite?
Ist es eine schwere körperliche Arbeit?	Da li je to težak fizički posao?
Haben Sie Ihren Militärdienst geleistet?	Da li ste odslužili vojsku?
Geht es Ihnen an Ihrem Arbeitsplatz gut? Warum nicht?	Da li se osećate prijatno na vašem radnom mestu? Zašto ne?
Sind Sie jetzt giftigen oder krebserzeugenden Substanzen am Arbeitsplatz ausgesetzt? War das früher der Fall?	Da li ste izloženi otrovnim materijama (otrovima) na Vašem radnom mestu ili materijama koje mogu da izazovu rak? Da li je to i pre bio slučaj?
Müssen Sie spezielle Vorsichtsmaßnahmen treffen?	Morate li da preduzmete pri radu posebne mere predostrožnosti?

Deutsch	Serbokroatisch
Tragen Sie eine Maske, einen Schutzanzug, spezielle Handschuhe, eine Brille?	Da li nosite masku, zaštitno odelo, specijalne rukavice ili naočare?
Arbeiten Sie den ganzen Tag am Bildschirm?	Da li radite celog dana za kompjuterskim ekranom?
Fühlen Sie sich am Arbeitsplatz unter Druck gesetzt?	Da li osećate da na radnom mestu radite pod pritiskom?

Jetziges Leiden: Allgemeines / Sadašnja bolest : Uopšteno

Deutsch	Serbokroatisch
Welche Beschwerden haben Sie?	Koje tegobe imate?
Haben Sie Kopfschmerzen?	Da li imate glavobolju?
Brustschmerzen	bolovi u grudima
Bauchschmerzen	bolovi u stomaku
Schmerzen an den Beinen, Füßen, Händen, Armen	bolovi u nogama, stopalima, šakama, rukama
Halsschmerzen	bolovi u grlu
Ohrenschmerzen	bolovi u ušima
Rückenschmerzen	bolovi u leđima
Nierenschmerzen	bubrežni bolovi
Schluckbeschwerden	tegobe pri gutanju
Verdauungsstörungen: Durchfall, Verstopfung, Blähungen, Magenbrennen, Sodbrennen	poremećaji u varenju: proliv, zatvor, nadimanje, pečenje u želudcu, gorušica
Brechreiz	nadražaj na povraćanje (muka)
Appetitverlust	gubitak apetita
Atembeschwerden	tegobe pri disanju
Schwierigkeiten beim Wasserlassen	tegobe pri mokrenju
Brennen beim Wasserlassen	pečenje pri mokrenju
Schlafstörungen	nesanica
Schwindel	vrtoglavica
Bewusstseinsstörungen	poremećaji svesti
Fühlen Sie sich schwer krank?	Osećate li se teško bolesnim / bolesnom?
Seit wann haben Sie diese Beschwerden?	Od kada imate ove tegobe?

Deutsch	Serbokroatisch
Sind diese Schmerzen früher schon einmal aufgetreten? Wann?	Da li ste ovakve bolove već jednom ranije imali? Kada?
Wo haben Sie Schmerzen?	Gde Vas boli?
Zeigen Sie mir, wo es Ihnen weh tut.	Pokažite mi gde Vas boli!
Wie sind die Schmerzen: stark, mäßig, schwach, lokalisiert, diffus, ausstrahlend, dumpf, stechend, andauernd, krampfartig, bohrend, brennend, elektrisierend?	Kakvi su bolovi: jaki, umereni, blagi, lokalizovani, difuzni, zrače, tupi, oštri u vidu probada noža, neprestani, u vidu grčeva, žestok bol u vidu bušenja svrdla, kao da peče, kao da prolazi struja?
Würden Sie bitte die Schmerzintensität auf einer Skala zwischen null und zehn mit einer Zahl bezeichnen? Dabei bedeutet null „keine Schmerzen" und zehn „nicht mehr aushaltbare Schmerzen".	Da li bi mogli da označite jačinu Vašeg bola sa jednim brojem na skali između 0 i 10? Pritom 0 na skali znači »nikakvi bolovi« a 10 znači »više neizdrživi bolovi«
Treten die Schmerzen im Zusammenhang mit einer bestimmten Tätigkeit auf?	Da li bolovi dolaze u vezi sa nekom određenom delatnošću?
Wann treten die Beschwerden auf: morgens, abends, nachts, tagsüber, nach dem Essen, vor dem Essen, beim Gehen, beim Stehen, beim Sitzen, beim Liegen, beim Bewegen, beim Bücken, beim Aufstehen, beim Heben, nach Anstrengungen?	Kada nastaju bolovi: ujutru, uveče, noću, danju, posle jela, pre jela, pri hodu, pri stajanju, pri sedenju, pri ležanju, pri pokretu, pri saginjanju, pri ustajanju, pri podizanju, pri naporu?
Treten die Beschwerden in irgendeinem Zusammenhang auf? In welchem?	Da li ove tegobe nastaju u vezi sa nečim? U vezi sa čime?
Sind die Beschwerden in der letzten Zeit schlimmer geworden? Seit wann? Welche vor allem?	Da li su se tegobe u zadnje vreme pogoršale? Od kada? Koje pre svega?
Haben Sie Fieber? Seit wann? Wie hoch?	Imate li temperaturu? Od kada? Koliko je visoka temperatura?
Hatten Sie Schüttelfrost?	Da li ste imali drhtavicu?
Schwitzen Sie viel?	Znojite li se puno?

Deutsch	Serbokroatisch
Können Sie gut schlafen?	Spavate li dobro?
Fühlen Sie sich in der letzten Zeit müder als sonst?	Da li ste se zadnjih dana osećali umornije nego inače?
Sind Sie übermäßig durstig?	Da li ste preterano žedni?

Kardiovaskuläres System / Srce i krvotok

Deutsch	Serbokroatisch
Haben Sie Schmerzen in der Brust? Wie häufig?	Da li imate bolove u grudima? Koliko često?
Wann treten die Schmerzen auf? Nach Anstrengung? Ohne Anstrengung?	Kada nastupaju bolovi? Posle naprezanja? Bez naprezanja?
Wie lange dauern sie?	Koliko dugo traju?
Sind die Schmerzen atemabhängig?	Da li su bolovi u zavisnosti od disanja?
Können Sie gut Treppen steigen?	Da li možete dobro da se penjete uz stepenice?
Wieviele Kissen brauchen Sie zum Schlafen?	Koliko jastuka trebate kad spavate?
Haben Sie Herzklopfen nach einer Anstrengung?	Da li imate lupanje srca posle napora?
Tritt das Herzklopfen auch auf, wenn Sie sich nicht anstrengen?	Da li lupanje srca nastaje i kada se ne naprežete?
Wie ist Ihr Blutdruck: tief, hoch, normal?	Koliki Vam je krvni pritisak: nizak/visok/normalan?
Haben Sie ab und zu geschwollene Füße und Beine?	Imate li povremeno otečene potkolenice ili stopala?
Tritt das vor allem am Abend auf?	Da li to nastaje pre svega uveče?
Sind Ihre Beine immer geschwollen?	Da li su Vam noge uvek otečene?
Haben Sie Beschwerden in den Waden?	Da li imate tegobe u listovima?
Haben Sie Schmerzen in den Beinen? Wann? In welchem Bein? Im rechten, im linken, in beiden?	Da li imate bolove u nogama? Kada? U kojoj nozi? U desnoj, u levoj, u obema?

Deutsch	Serbokroatisch
Tritt der Schmerz auf, ohne dass Sie sich bewegen?	Da li se bol javlja i kada se ne krećete?
Tritt der Schmerz beim Gehen auf?	Da li se bol javlja pri hodu?
Wird der Schmerz schlimmer, bis Sie anhalten müssen? Wird er dann erträglicher?	Da li se pri tom pogoršava tako da Vas prisili da stanete? Da li onda postane podnošljiviji?
Wird der Schmerz erträglicher nach einigen Bewegungen?	Da li je bol podnošljiviji posle nekih pokreta?
Haben Sie häufig Ameisenlaufen in einem Fuß, Bein, Hand, Arm?	Da li imate često osećaj mravinjanja u stopalu, nozi, šaci, ruci?
Haben Sie öfter Nasenbluten?	Da li često krvarite iz nosa (na nos)?

Respirationstrakt

Organi za disanje

Haben Sie häufig Atemnot?	Da li često imate osećaj nedostatka vazduha?
Tritt die Atemnot plötzlich auf? Tritt sie nach Anstrengungen auf? Während der Nacht?	Da li osećaj nedostatka vazduha nastaje iznenada? Da li nastaje pri naprezanju/posle naprezanja? Za vreme noći? (Noću)
Leiden Sie an Asthma?	Patite li od astme?
Müssen Sie husten?	Da li kašljete?
Haben Sie Auswurf?	Iskašljavate li nešto?
Müssen Sie spucken?	Morate li da ispljunete?
Wie sieht der Auswurf aus: schleimig, flüssig, weiß, gelb, grün, braun, blutig, schwarz?	Kako izgleda ispljuvak: kao šlajm, tečan, beo, žut, zelen, braon, sukrvičav, crn?
Sind Sie erkältet?	Da li ste prehlađeni?
Erkälten Sie sich oft?	Da li se često i lako prehladite?
Haben Sie dabei Halsschmerzen?	Da li pri tome imate bolove u grlu?

Deutsch	Serbokroatisch

Magen-Darm-Trakt

Haben Sie guten Appetit?
Können Sie alles essen?
Was können Sie nicht essen? Warum?
Haben Sie dabei Beschwerden?
Haben Sie irgendwelche Beschwerden nach dem Essen: Magenbrennen, Sodbrennen, Krämpfe, Blähungen, Übelkeit?
Haben Sie ein Völlegefühl?

Haben Sie Brechreiz?
Müssen Sie erbrechen?
Wie sieht das Erbrochene aus: gelb, blutig, dunkelbraun (Kaffeesatz), mit Galle (bitter)?

Nehmen Sie Ihre Mahlzeiten regelmäßig ein?
Haben Sie an Gewicht zugenommen / abgenommen?
Bleibt Ihr Gewicht konstant?

Können Sie gut schlucken?

Haben Sie regelmäßig Stuhlgang?
Wie ist der Stuhl: normal, flüssig, hart, schwarz, braun, gelb, blutig?

Nehmen Sie Abführmittel?

Harnwege

Haben Sie Schmerzen in der Nierengegend?

Haben Sie Schwierigkeiten beim Wasserlassen?
Brennt es beim Wasserlassen?

Organi za varenje

Da li imate dobar apetit?
Možete li sve da jedete?
Šta ne možete da jedete? Zašto?
Imate li pri tome tegobe?
Imate li neke tegobe posle jela: pečenje u želudcu, gorušicu, grčeve, nadimanje (gasove), muku?

Imate li osećaj nadutosti u stomaku?

Imate li nadražaj na povraćanje?
Morate li da povraćate?
Kako izgleda to što ste povraćali: žuto, sukrvičavo, tamno braon (kao talog od kafe), sa žuči (gorko)?

Da li redovno uzimate Vaše obroke?

Da li ste dobili na težini? Da li ste izgubili na težini?
Da li imate stalno istu težinu?

Možete li dobro da gutate?

Imate li redovnu stolicu?
Kakva je stolica (izmet): normalna, tečna, tvrda, crna, braon, žuta, sukrvičava?
Uzimate li sredstva za čišćenje?

Mokraćni putevi

Imate li bolove u predelu bubrega?

Imate li tegobe pri mokrenju?

Da li Vas peče kad mokrite?

Deutsch	Serbokroatisch
Müssen Sie häufiger Wasser lassen als früher?	Morate li češće da mokrite nego ranije?
Müssen Sie während der Nacht Wasser lassen? Wieviel Mal?	Morate li noću da mokrite? Koliko puta?
Hat der Urin einen ungewöhnlichen Geruch?	Ima li mokraća neobičan miris?
Hat der Urin eine ungewöhnliche Farbe: braun, rot?	Ima li mokraća neobičnu boju: braon, crvenu?

Nervensystem

Nervni sistem

Fühlen Sie sich nervös / entspannt?	Osećate li da ste nervozni (prenapregnuti)/opušteni (relaksirani)?
Haben Sie irgendwo eine Lähmung? Wo? Seit wann?	Da li imate negde neku mišićnu slabost (paralizu)? Gde? Od kada?
Können Sie überall gut spüren?	Da li svuda dobro osećate (imate li čulo dodira svuda)?
Wo ist dieser Gefühlsausfall?	Gde ne osećate dobro?
Können Sie gut riechen?	Osećate li dobro mirise?
Können Sie gut schmecken?	Da li Vam je dobro čulo ukusa?
Können Sie gut sehen?	Vidite li dobro?
Sind Sie kurzsichtig / weitsichtig?	Da li ste kratkovidi/dalekovidi?
Sehen Sie trüb?	Vidite li mutno?
Haben Sie manchmal Flimmern vor den Augen?	Da li ponekad imate treperenje pred očima?
Können Sie gut hören?	Da li dobro čujete?
Spüren Sie manchmal Ohrensausen?	Da li Vam ponekad zuji u ušima?
Haben Sie Schwindel?	Da li imate vrtoglavicu?
Haben Sie einmal das Bewusstsein verloren? Wann? Wie oft?	Da li gubite svest (da li imate nesvesticu)? Kada? Koliko?
Merken Sie, wenn es kommt?	Primećujete li kada će doći gubitak svesti?

Deutsch	Serbokroatisch
Kommt es plötzlich?	Dolazi li iznenada?
Können Sie sich erinnern, was gerade vor der Ohnmacht geschehen ist?	Možete li se setiti šta se neposredno pre gubitka svesti desilo?
Haben Sie sich dabei verletzt?	Da li ste se pritom povredili?

Gynäkologie

Nauka obolestima ženskih polnihorgana

Wann hatten Sie die erste Periode?	Kada ste imali prvu menstruaciju?
Haben Sie schon die Menopause gehabt?	Da li ste već prošli menopauzu?
Wann war Ihre letzte Periode?	Kada ste imali zadnju menstruaciju?
Haben Sie Ihre Periode regelmäßig?	Da li Vam je menstruacija redovna?
In welchen Zeitabständen?	U kom vremenskom razmaku?
Wie lange dauern die Blutungen?	Koliko dugo Vam traje krvarenje?
Haben Sie starke Blutungen?	Imate li jaka krvarenja?
Haben Sie Schmerzen während der Periode?	Imate li bolove ze vreme menstruacije?
Sind die Schmerzen stark?	Da li su ti bolovi jaki?
Haben Sie Ausfluss?	Imate li sekret?
Haben Sie Zwischenblutungen?	Imate li krvarenje između dve menstruacije?
Nehmen Sie die Pille?	Uzimate li tablete protiv začeća?
Haben Sie Geschlechtsverkehr?	Imate li polne odnose?
Sind Sie schwanger?	Da li ste trudni?
Besteht die Möglichkeit, dass Sie schwanger sind?	Postoji li mogućnost da ste trudni?
Wieviele Schwangerschaften hatten Sie?	Koliko ste trudnoća imali?
Haben Sie Fehlgeburten gehabt? Wieviele?	Da li ste imali pobačaje (abortuse)? Koliko?
Welches Gewicht hatten Ihre Kinder bei der Geburt? Schreiben Sie es bitte hierhin.	Koliko su Vam bila teška deca na rođenju? Napišite, molim Vas, ovde!
Waren die Entbindungen normal?	Da li su porođaji bili normalni?

Deutsch	Serbokroatisch
Pädiatrie	**Dečije bolesti**

Wie alt ist Ihr Kind?	Koliko je staro dete?
Wie lange ist das Kind schon krank? Schreit es viel?	Od kada je dete već bolesno? Plače li puno?
Wie ernähren Sie das Kind? Wird das Kind mit der Flasche ernährt?	Kako hranite dete? Da li se dete hrani na flašicu?
Muttermilch, Milchpulver, Kuhmilch, Brei, Gemüse, Fleisch, Fertignahrung	majčino mleko, mleko u prahu, kravlje mleko, kaša, povrće, meso, gotovo pripremljena hrana
Nimmt das Kind zu? Wie viel? Hat das Kind Appetit?	Da li dete dobija na težini? Koliko? Da li dete ima apetit?
Über welche Schmerzen klagt das Kind? Sind diese Schmerzen schon einmal aufgetreten?	Na koje se bolove dete žali? Da li je ove bolove dete već jednom ranije imalo?

Unfälle	**Nesrećni slučajevi**
Wann war der Unfall? Wo ist es geschehen? Wie ist es geschehen?	Kada je bio udes? Gde se desilo? Kako se desilo?
Sind Sie gestürzt? Haben Sie sich verbrannt? Sind Sie bewusstlos geworden? Haben Sie viel Blut verloren?	Da li ste pali? Da li ste se opekli? Da li ste pri tom izgubili svest? Da li ste izgubili puno krvi?
Können Sie … bewegen? Spüren Sie …?	Možete li da pokrenete …? Osećate li …?

Deutsch	Serbokroatisch
Statusaufnahme	**Fizikalni pregled**

Machen Sie bitte den Oberkörper frei.
Legen Sie sich bitte hin.
Setzen Sie sich bitte hierher.

Skinite, molim Vas, gornji deo!
Lezite, molim Vas!
Sedite, molim Vas, ovde!

Zeigen Sie mir bitte, wo es Ihnen weh tut.
Schmerzt es, wenn ich hier drücke?
Sagen Sie mir, wenn ich Ihnen weh tue!
Entspannen Sie sich, ganz locker lassen!
Wo tut es mehr weh, hier oder da?
Wohin strahlen die Schmerzen aus?

Pokažite mi gde Vas boli!
Boli li Vas kad ovde pritisnem?
Kažite mi ako Vas boli!
Opustite se, sasvim labavo (mlitavo)!
Gde više boli, ovde ili tu?
Gde zrače bolovi?

Bewegen Sie bitte das Bein, den Fuß, die Hand, den Arm, die Finger, den Kopf.
Schmerzt es, wenn ich hier bewege?

Pokrenite, molim Vas nogu / stopalo / šaku / ruku / prste / glavu.
Boli li Vas kada ovde pokrenem?

Machen Sie den Mund auf!
Strecken Sie die Zunge heraus!
Sagen Sie „A"!

Otvorite usta!
Pokažite jezik! (Isplazite jezik)
Kažite »A«!

Husten Sie!
Atmen Sie tief ein!
Halten Sie den Atem an!

Nakašljite se!
Udahnite duboko!
Zadržite dah!

Öffnen Sie die Augen!
Schließen Sie die Augen!

Otvorite oči!
Zatvorite oči!

Machen Sie mir nach!

Radite sve isto što i ja radim!

Ich muss Ihnen die Temperatur / den Blutdruck messen.
Ich muss Ihnen ein Elektrokardiogramm machen.

Moram da Vam izmerim temperaturu (pritisak)!
Moram da Vam uradim elektrokardiogram!

Deutsch	Serbokroatisch
Ich muss Ihnen Blut zur Untersuchung abnehmen.	Moram da Vam uzmem krv na pregled!
Man muss Ihren Urin untersuchen.	Moram da Vam pregledam mokraću!
Lassen Sie etwas Urin hier!	Mokrite u ovu posudu!

Diagnosemitteilung / Saopštavanje dijagnoze

Sie haben …	Vi imate …
Sie haben nichts Schlimmes.	Vi nemate ništa (strašno) opasno.
Ihre Krankheit ist harmlos.	Vaša bolest je bezopasna.
Sie werden sich bald erholen.	Vi će te se uskoro oporaviti.
Sie haben keine harmlose Krankheit.	Vi bolujete od jedne ozbiljne (opasne) bolesti.
Ihre Krankheit ist ansteckend.	Vaša bolest je prelazna (zarazna).
Sie müssen ins Krankenhaus.	Vi morate u bolnicu!
Ich muss Sie zum Spezialisten schicken.	Moram da Vas pošaljem kod specijaliste!
Bringen Sie bitte einen Dolmetscher mit.	Povedite, molim Vas, sa sobom prevodioca!
Sie müssen operiert werden.	Morate da se operišete!
Sie müssen sofort operiert werden, da Lebensgefahr besteht.	Morate odmah da se operišete, jer postoji životna opasnost!
Ihr Arm/Bein ist gebrochen, gestaucht, gezerrt.	Vaša ruka/noga je slomljena, nagnječena, istegnuta.
Sie haben einen Erguss im Gelenk.	Imate izliv u zglobu.
Sie brauchen einen Gips/einen elastischen Verband.	Trebate jedan gips/elastični zavoj.
Ihr Blutzucker ist erhöht.	Vaš šećer u krvi je povišen.
Ihr Blutdruck ist zu hoch/zu tief.	Vaš pritisak je suviše visok/nizak.
Die Resultate der Blutuntersuchung sind normal.	Rezultati pregleda krvi su normalni.

Deutsch	Serbokroatisch
Sie sind schwanger.	Vi ste trudni (u drugom stanju).
Sie müssen Röntgenaufnahmen machen lassen.	Morate da uradite rentgenski pregled!

Therapie und Verordnungen

Terapija, objašnjenja za uzimanje lekova i uputstva

Medikamente, Arzneimittel	Medikamenti, lekovi
Ich gebe Ihnen ein Rezept.	Daću Vam rezept.
Tropfen, Tabletten, Kapseln, Zäpfchen, Spritzen, Salbe	kapi, tablete, kapsule, čepići, injekcije, masti
alle … Stunden	svaka / svakih … sata / sati
einmal täglich	Jadanput dnevno
jeden zweiten Tag	Svaki drugi dan
morgens, mittags, abends, nachts, vor dem Essen, nach dem Essen, während des Essens, vor dem Schlafgehen	Ujutru, u podne, uveče, noću, pre jela, posle jela, za vreme jela, pre nego što idete da spavate (pre spavanja)
ein Kaffeelöffel, ein großer Löffel	Jedna kafena kašičica (mala), jedna supena kašika (velika)
mit Wasser, mit reichlich Wasser	Sa vodom, sa dosta vode
Sie müssen die Tablette in etwas Wasser auflösen.	Morate da rastvorite tabletu u malo vode (sa malo vode).
Sie müssen die Tablette schlucken.	Morate tabletu da progutate.
Sie müssen die Tablette lutschen. Sie dürfen sie nicht zerkauen.	Morate tabletu da sisate. Ne smete da je izgrizete.
Damit sollen Sie gurgeln.	Sa time trebate da grgoljite.
Damit sollen Sie inhalieren.	Sa time trebate da inhalirate.
Trinken Sie es nicht!	Nemojte to da pijete!
Nur äußerlich anzuwenden, auf die Haut.	Upotrebljavajte samo spolja, za kožu
Sie müssen die Haut täglich / zweimal täglich mit Salbe einreiben.	Morate svakodnevno / dva puta dnevno mast u kožu da utrljate.

Deutsch	Serbokroatisch
Sie dürfen den Verband nicht abnehmen.	Ne smete da skinete zavoj.
Sie können den Verband nachts abnehmen.	Noću možete da skinete zavoj.
Machen Sie einen kalten / warmen Umschlag.	Stavite hladne / tople obloge.
Sie müssen … mal täglich … Tropfen ins Auge geben.	Morate … puta dnevno … kapi da stavite u oči.
Essen Sie nichts.	Ne jedite ništa.
Trinken Sie viel!	Pijte dosta.
Meiden Sie fettreiche Nahrung.	Izbegavajte masnu hranu.
Sie sollten abnehmen.	Treba da oslabite.
Halten Sie Diät.	Držite dijetu.
Sie sollten nicht mehr rauchen.	Ne bi trebalo više da pušite.
Ich muss Ihnen eine Spritze geben.	Moram da Vam dam injekciju.
Ich muss Ihnen eine Einspritzung in die Vene / in den Oberschenkel / ins Gesäß / in den Arm / ins Gelenk machen.	Moram da Vam dam jednu injekciju u venu / u butinu / u zadnjicu / u ruku / u zglob.
Es wird nicht weh tun.	Neće Vas boleti.
Sie müssen jeden Tag / jeden zweiten Tag zu einer Injektion kommen.	Morate svakog dana / svaki drugi dan da dođete za injekciju.
Sie müssen zur Bestrahlung, Massage, Physiotherapie, Ergotherapie.	Morate da idete na zračenje, masažu, fizioterapiju, ergoterapiju.
Bleiben Sie im Bett!	Ostanite u krevetu!
Sie sollten sich im Bett möglichst ruhig verhalten.	Trebalo bi da budete u krevetu što je moguće mirniji.
Bewegen Sie sich auch im Bett, so viel Sie nur können!	Pokrećite se i u krevetu koliko god možete!
Machen Sie alles, was Ihnen nicht weh tut.	Radite sve, što Vam ne pričinjava bolove.
Sie dürfen das Bein nicht belasten.	Ne smete da opterećujete nogu.
Sie dürfen das Bein nur wenig (mit 10 kg) belasten. Kontrollieren Sie	Smete samo malo da opteretite nogu (samo do 10 kila). Kontrolišite to

Deutsch	Serbokroatisch
das, indem Sie den Fuß auf eine Wage stellen!	na taj način, što ćete da stavite nogu na vagu za merenje težine!
Stehen Sie soviel wie möglich auf!	Ustajte što češće!
Marschieren Sie täglich mehrmals!	Šetajte više puta na dan!
Sie dürfen keinen Sport treiben.	Ne smete da se bavite nikakvim sportom.
Sie sollten so viel wie möglich Treppen steigen, nicht Lift fahren.	Trebalo bi da se što više penjete uz stepenice a ne da se vozite liftom.
Sie sollten keine schweren Lasten tragen.	Ne bi trebalo da nosite ništa teško.
Sie sollten keine schweren Lasten heben.	Ne bi trebalo da dižete ništa teško.
Kommen Sie in … Tagen / Wochen wieder.	Dođite za … dana/nedelja/nedelje ponovo (opet).
Kommen Sie morgen / übermorgen wieder.	Dođite sutra/prekosutra opet.
Kommen Sie nächsten Montag/ Dienstag wieder.	Dođite idućeg ponedeljka/utorka … opet.
Sie müssen wieder zur Kontrolle kommen.	Morate da dođete ponovo na kontrolu.
Bringen Sie bitte einen Dolmetscher mit.	Povedite, molim Vas, sa sobom prevodioca.
Messen Sie das Fieber!	Merite temperaturu!
Ich muss Sie krank melden.	Moram da Vas prijavim da ste bolesni.
Gute Besserung!	Želim Vam brzo ozdravljenje!

Krankheitsnamen

Imena bolesti

Abszess	abszes-šupljina ispunjena gnojem
Abtreibung	kiretaža, čišćenje
Aids	Sida
Akne	gnojave bubuljice
Allergie	alergija

Deutsch	Serbokroatisch
Anämie	nedovoljno crvenih krvnih zrnaca
Angina	gnojno zapaljenje krajnika
Angina pectoris	angina pectoris (srčani bol/grč)
Arteriosklerose	zakrečenje arterija
Arthritis	zapaljenje zglobova
Asthma	astma
Bänderverletzung	povreda veza (ligamenata)
Bandscheibenschaden	oštećenje diskusa
Bandwurm	stomačne gliste (crevni paraziti)
Bauchspeicheldrüsenentzündung	zapaljenje gušterače
Bindehautentzündung	zapaljenje sluzokože oka
Blasenentzündung	zapaljenje mokraćne bešike
Blasensteine	kamenje u mokraćnoj bešici
Blinddarmentzündung	zapaljenje slepog creva
Blutung	krvarenje
Blutvergiftung	trovanje krvi
Brand	gangrena
Bronchitis	zapaljenje disajnih puteva
Bruch	kila (bruh, hernija)
Darmentzündung	katar creva
Dermatose	kožna oboljenja
Durchblutungsstörungen	smetnje u cirkulaciji
Eierstockentzündung	zapaljenje jajnika
Ekzem	lišaj (ekzem)
Embolie	začepljenje krvnog suda
Entzündung	zapaljenje
Epilepsie	padavica (epilepsija)
Erkältung	nazeb (prehlada)
Fluor	sekret
Furunkel	čir
Fußpilz	gljivično oboljenje nogu
Gallenblasenentzündung	zapaljenje žučne kese
Gallenkolik	žučna kolika (grčevi)
Gallensteine	zučni kamenci
Gebärmutterentzündung	zapaljenje materice

Deutsch	Serbokroatisch
Gehirnerschütterung	potres mozga
Gelbfieber	žuta groznica
Gelbsucht	žutica
Gelenkrheumatismus	reumatizam zglobova
Geschlechtskrankheiten	polne bolesti
Geschwür	čir (ulcus) na crevu ili želudcu
Gicht	giht
Gleichgewichtsstörungen	poremećaji ravnoteže
Gonorrhö	gonoreja (triper)
Grippe	grip
Gürtelrose	herpes zoster
Hämorrhoiden	hemoroidi (šuljevi)
Harnvergiftung	uremija
Hautkrankheit	kožna bolest
Hepatitis	žutica (hepatitis)
Herzinfarkt	srčani infarkt
Herzklappenfehler	mana srčanog zaliska
Herzkrankheit	srčana bolest
Herzmuskelschwäche	slabost srčanog mišića
Heufieber	polinoza (alergična kijavica)
Hexenschuss	lumbago (bol u slabini – krstima)
Hirnhautentzündung	zapaljenje moždanih ovojnica
Hirnschlag	šlog (krvarenje u mozgu)
Hodenbruch	scrotalna hernija (kila)
Hodenentzündung	zapaljenje testisa
Hysterie	histerija
Infarkt	infarkt
Infektion	infekcija
Ischias	išijas (kukobolja)
Karies	karies (kvaran zub)
Katarrh	zapaljenje sluzokože
Kehlkopfentzündung	zapaljenje ždrela
Keuchhusten	veliki kašalj (magareći kašalj)
Kinderlähmung	dečija paraliza
Krampfadern	proširene vene
Krebs	rak
Kreislaufschwäche	slaba cirkulacija (krvotok)

Deutsch	Serbokroatisch
Kreislaufstörungen	smetnje krvotoka
Kropf	gušavost
Lähmung	paraliza
Leistenbruch	kila u preponi
Leukämie	rak belih krvnih zrnaca
Lungenentzündung	zapaljenje pluća
Magen-Darmentzündung	zapaljenje želudca i creva
Magengeschwür	čir na želudcu
Magenschleimhautentzündung	zapaljenje sluzokože želudca
Magersucht	gubitak apetita na nervnoj bazi
Malaria	malarija
Mandelentzündung	zapaljenje krajnika (tonsilitis)
Masern	male boginje (morbile)
Migräne	migrena
Mittelohrentzündung	zapaljenje srednjeg uva
Mumps	zaušci
Muskelrheumatismus	reumatismus mišića
Muskelriss	rascep mišića
Nabelbruch	pupčani bruh (pupčana kila)
Nasenpolypen	polipi u nosu
Nervenentzündung	zapaljenje nerava (neuritis)
Nervöse Störung	smetnja na nervnoj bazi
Nesselfieber	koprivnjača (urticarija)
Neuralgie	bol u predelu jednog nerva
Neurose	neuroza
Nierenbeckenentzündung	zapaljenje bubrežne čašice
Nierenentzündung	zapaljenje bubrega
Nierenstein	bubrežni kamen
Ödem	edem (otok)
Ohrenentzündung	zapaljenje uva
Peritonitis, Bauchfellentzündung	zapaljenje trbušne maramice
Phlegmone	neograničeno gnojno zapaljenje
Polytoxikomanie	politoksikomanija (zavisnost od više droga ili lekova)
Prostataleiden	zapaljenje prostate

Deutsch	Serbokroatisch
Rachenentzündung	zapaljenje grla
Rachitis	rahitis
Rheuma	reuma
Rhinitis	kijavica
Rippenfellentzündung, Pleuritis	zapaljenje plućne maramice (pleuritis)
Röteln	crvenka (rubeola)
Ruhr	dizenterija
Sarkom	sarkom
Scharlach	šarlah
Schnupfen	kijavica
Schwindel	vrtoglavica
Sehnenscheidenentzündung	zapaljenje ovojnice tetive
Sepsis	sepsa (bakterisko trovanje krvi)
Star, grauer	katarakta
Starrkrampf (Tetanus)	tetanus
Stirnhöhlenentzündung	zapaljenje čeone šupljine
Syphilis	sifilis
Tollwut	besnilo
Tuberkulose	tuberkuloza (sušica)
Tumor (gutartig, bösartig)	tumor (dobroćudni, zloćudni)
Typhus	tifus
Venenentzündung	zapaljenje vena (flebitis)
Verbrennung	opekotina
Vergiftung	trovanje
Verrenkung	Iščašenje (luksacija)
Verstauchung	uganuće, nagnječenje
Wasserkopf	hidrocefalus
Windpocken	varičele (vodene boginje)
Wundinfektion	infekcija rane
Würmer	gliste
Zahnfleischentzündung	zapaljenje desni
Zuckerkrankheit	šećerna bolest (dijabetes)
Zwölffingerdarmgeschwür	čir na dvanaestopalačnom crevu
Zirrhose	ciroza

Symptome und Fachausdrücke

Simptomi i stručni izrazi

Deutsch	Serbokroatisch
Abmagerung	slabljenje
Akut	naglo, akutno
Anästhesie, Anästhetikum	anestezija / sredstvo za anesteziju
Antibiotikum	antibiotikum
Appetitlosigkeit	gubitak apetita
Atembeschwerden	tegobe pri disanju
Atemgeruch	miris daha
Atmung, künstliche Atmung	disanje, veštačko disanje
Aufstoßen	podrigivati
Ausschlag	osip
Bauchkrampf	grč u stomaku
Bauchweh	bol u stomaku
Beißen	svrbeti
Blähungen	nadimanje
Blasengries	pesak iz bešike
Blasenkatheter	kateter za bešiku
Blut	krv
Blutbild	krvna slika
Blutdruck (hoher, niedriger)	krvni pritisak (viši / niži)
Blutdrucksenkung	sniženje krvnog pritiska
Blutdrucksteigerung	porast krvnog pritiska
Blutprobe	analiza krvi
Blutsenkung	sedimentacija krvi
Bluttransfusion	transfuzija krvi
Brandblase	plik na opekotini
Brandwunde	opeklina, opekotina
Brechreiz	nadražaj na povraćanje
Chronisch	hronično
Darmentleerung	pražnjenje creva
Diät	dijeta
Druckgefühl	osećaj pritiska
Durchfall	proliv

Deutsch	Serbokroatisch
Eiter	gnoj
Eiterbläschen	gnojavi plikčići, prištevi
Eiterung	gnojenje
Epidemie	epidemija (širenje zaraze)
Erbrechen	povraćanje
Erfrieren	smrzavanje
Erkältung, sich erkälten	nazebsti
Ertrinken	udaviti se
Fasten	postiti
Fehlgeburt	pobačaj, abortus
Fieber	temperatura
Flimmern vor den Augen	treperenje pred očima
Frieren	drhtati od hladnoće
Frösteln	smrzavati se – drhtati od jeze
Frühgeburt	rođenje pre vremena
Galle	žuč
Gebiss, Zahnprothese	veštački zubi (proteza)
Geburt	porođaj
Geburtswehen	porođajni bolovi, trudovi
Gelenkschmerzen	bolovi u zglobovima
Geschlechtsreife	polna zrelost
Geschwulst	oteklina, izraslina, tumor
Gesichtsfarbe	boja lica, ten
Haarausfall	opadanje kose
Halsschmerz	bol u grlu
Halsstarre, steifer Hals	krivošijost
Harn	mokraća
Harndrang	teranje na mokrenje
Harnsäure	mokraćna kiselina
Harnstoff	urea
Harnverhaltung	retencija mokraće
Hautfarbe	boja kože
Hautrötung	crvenilo kože
Heiserkcit	promuklost
Herzasthma	srčana astma
Herzklopfen	lupanje srca
Husten	kašalj

Deutsch	Serbokroatisch
Impfung	vakcinacija, cepljenje
Impotenz	polna nemoć, impotencija
Jucken	svrab
Kaiserschnitt	carski rez
Knoten	čvor
Komplikation	komplikacija
Kolik	kolika, grč
Kollaps	kolaps
Kongestion	pojačana prokrvljenost
Krämpfe	grčevi
Krank	bolestan/bolesna
Krankheit	bolest
Kreislauf	krvotok
Kribbeln	mravinjanje
Kur	kura, tretiranje
Leberfunktion	funkcija jetre
Lungenblutung	krvarenje iz pluća, hemoptiza
Magenbrennen	pečenje u želudcu
Magendrücken	pritisak u želudcu
Magensaft	želudačni sok
Magensäure	želudačna kiselina
Magenspülung	ispiranje želudca
Menopause	prestanak mesečnog krvarenja
Menstruation	mesečno krvarenje, menstruacija
Milchgebiss	mlečni zubi
Müdigkeit	umor, zamor
Muskelkater	mišićni bol posle fizičke aktivnosti
Narbe	ožiljak
Nasenbluten	krvarenje iz nosa
Nervenzusammenbruch	nervni slom
Nervosität	nervozitet
Nierenkolik	bubrežna kolika
Nierenzysten	bubrežne ciste
Niesen	kijanje

Deutsch	Serbokroatisch
Ohnmacht	nesvestica
Ohrenschmerzen	bolovi u ušima
Periodenschmerzen	bolovi pri periodi
Punktion	punkcija, ubod iglom
Quetschung	nagnječenje, kontuzija
Reißen (in den Gliedern)	razdirući bol (u zglobovima)
Reizbarkeit	nadraženost
Reizhusten	nadražajni kašalj
Rekonvaleszenz	oporavak, rekonvalescencija
Rückfall	povraćaj (jedne bolesti)
Schlaflosigkeit	nesanica
Schmerzen	bolovi
Schock	šok
Schüttelfrost	drhtavica
Schwäche	slabost
Schwangerschaft	trudnoća
Schweiß	znoj
Schwere Beine	teške noge
Sehstörung	poremećaj vida
Sodbrennen	gorušica
Sonnenstich	sunčanica
Spastisch	spastično
Speichel	pljuvačka
Stich	ubod
Stoffwechsel	razmena materija, metabolizam
Stoffwechselstörung	poremečaj razmene materija
Stuhl	stolica, izmet
Stuhlgang	defekacija, imati stolicu
Therapie	terapija, lečenje
Thermometer	toplomer
Thrombose	začeplenje krvnog suda, tromboza
Transfusion	primanje krvi, transfuzija
Tremor	tremor, drhtanje
Übelkeit	muka, mučnina

Deutsch	Serbokroatisch
Unfall	nesrećni slučaj
Unterleibsschmerzen	bolovi u donjem stomaku
Verdauung	varenje
Verstopfung	zatvor
Wachstum	rast
Wallungen	talasi toplote
Wunde	rana
Zahnfüllung	punjenje zuba
Zahnpflege	nega zuba
Zahnschmerz	bol u zubu
Zyste	cista, šupljina

Anatomie — Anatomija

Deutsch	Serbokroatisch
Arm	ruka
Arterie	arterija
Auge	oko
Augenlid	očni kapak
Band	veza, ligament
Bandscheibe	disk između kičmenih pršljenova
Bauch	trbuh
Becken	karlica
Bein	noga
Blinddarm	slepo crevo
Brust	grudi
Brustkorb	grudni koš
Darm	crevo
Daumen	palac
Dickdarm	debelo crevo
Drüsen	žlezde
Dünndarm	tanko crevo
Eierstöcke	jajnici
Ellbogen	lakat

Deutsch	Serbokroatisch
Ferse	peta
Finger	prst
Fuß	stopalo
Fußgelenk	skočni zglob
Fußknöchel	članak na nozi
Gallenblase	žučna kesa
Gaumen	nepce
Gebärmutter	materica
Gehirn	mozak
Gelenk	zglob
Haar	kosa
Hals	vrat
Hand	ruka
Handgelenk	ručni zglob
Harnblase	mokraćna bešika
Harnröhre	mokraćna cev
Haut	koža
Herz	srce
Hoden	testis (jaje)
Hüftgelenk	kuk (zglob u kuku)
Kehlkopf	grkljan
Kiefer	vilica
Knie	koleno
Kniegelenk	zglob u kolenu
Knochen	kost
Kopf	glava
Leber	jetra
Lippe	usna
Lunge	pluća
Lymphknoten	limfna žlezda
Magen	želudac
Mandeln	krajnici
Milz	slezina
Mund	usta
Muskel	mišić

Deutsch	Serbokroatisch
Nabel	pupak
Nacken	potiljak
Nagel	nokat
Nase	nos
Nerv	nerv
Niere	bubreg
Oberschenkel	butina
Ohr	uvo
Prostata	prostata
Rachen	ždrelo
Rippen	rebra
Rücken	leđa
Rückenmark	kičmena moždina
Scheide	vagina (stidnica)
Schlüsselbein	ključna kost
Schulter	rame
Schultergürtel	rameni pojas
Sehne	tetiva
Stimmbänder	glasne žice
Stirn	čelo
Stirnhöhle	čeona šupljina
Unterarm	podlaktica
Vene	vena
Wirbel	pršljen
Wirbelsäule	kičma
Zahn, Zähne	zub, zubi
Zahnfleisch	desni
Zehe	prst na nozi
Zunge	jezik
Zwölffingerdarm	dvanaestopalačno crevo

Deutsch	Serbokroatisch
Zahlen	**Brojevi**
eins	jedan
zwei	dva
drei	tri
vier	četiri
fünf	pet
sechs	šest
sieben	sedam
acht	osam
neun	devet
zehn	deset
zwanzig	dvadeset
dreißig	trideset
vierzig	četrdeset
fünfzig	pedeset
sechzig	šezdeset
siebzig	sedamdeset
achtzig	osamdeset
neunzig	devedeset
hundert	sto
tausend	hiljadu
erste	prvi
zweite	drugi
dritte	treći
einmal	jedanput
zweimal	dvaput
dreimal	triput
ein Viertel	jedna četvrtina
ein Drittel	jedna trećina
ein Halb	jedna polovina
ein Ganzes	jedno celo

Zeit / Vreme

heute	danas
morgen	sutra
übermorgen	prekosutra
gestern	juče
vorgestern	prekjuče
diese Woche	ove nedelje
nächste Woche	iduće nedelje
letzte Woche	prošle nedelje
bald	uskoro
später	kasnije
vor kurzem	upravo (pre kratkog vremena)
während kurzer Zeit	za kratko vreme
vor langer Zeit	pre dugo vremena
während langer Zeit	u toku dugog vremena
am Morgen	ujutru
am Mittag	u podne
am Nachmittag	posle podne
am Abend	uveče
in der Nacht	u toku noći (noću)
Tag, Tage	dan, dani
Stunde, Stunden	sat (čas), sati (časovi)
Minute, Minuten	minut, minuti
Sekunde, Sekunden	sekunda, sekunde
Wochentage: Montag, Dienstag, Mittwoch, Donnerstag, Freitag, Samstag, Sonntag	Dani u nedelji: ponedeljak, utorak, sreda, četvrtak, petak, subota, nedelja
Monate: Januar, Februar, März, April, Mai, Juni, Juli, August, September, Oktober, November, Dezember	Meseci: januar, februar, mart, april, maj, juni, juli, avgust, septembar, oktobar, novembar, decembar
Jahreszeiten: Frühling, Sommer, Herbst, Winter	Godišnja doba: proleće, leto, jesen, zima

Deutsch	Serbokroatisch
Farben	**Boje**
weiß	bela
gelb	žuta
rot	crvena
rosa	roza
braun	braon
grün	zelena
blau	plava
schwarz	crna
Lokalisation	**Lokalizacija**
oben	gore (iznad)
unten	dole (ispod)
rechts	desno
links	levo
hinten	iza (pozadi)
vorne	napred (ispred)
seitlich	sa strane

Russisch / Русский

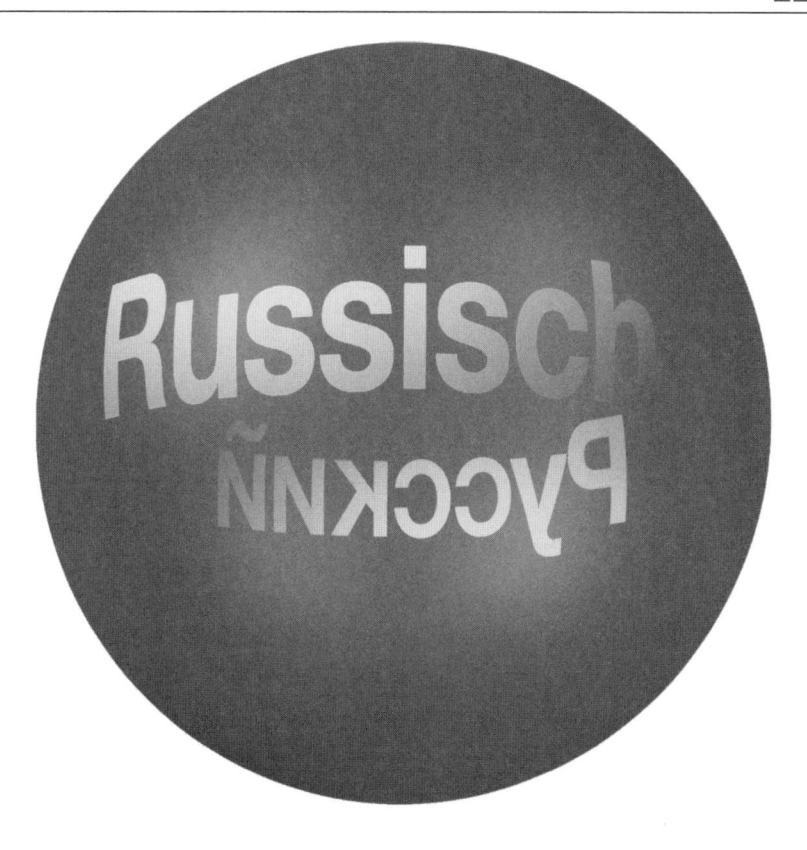

Grußformeln und Allgemeines	227	Unfälle	241
Angaben zur Person	228	Statusaufnahme	242
Familienanamnese	228	Diagnosemitteilung	243
Persönliche Anamnese	230	Therapie und Verordnungen	244
Arbeitsplatz-Anamnese	232	Krankheitsnamen	247
Jetziges Leiden: Allgemeines	233	Symptome und Fachausdrücke	251
Kardiovaskuläres System	235	Anatomie	256
Respirationstrakt	237	Zahlen	258
Magen-Darm-Trakt	237	Zeit	259
Harnwege	238	Farben	260
Nervensystem	239	Lokalisation	261
Gynäkologie	240	Das russische Alphabet	261
Pädiatrie	241		

Deutsch	Russisch
Grußformeln und Allgemeines	**Приветствия и общие выражения**
Guten Tag!	Добрый день!
Guten Abend!	Добрый вечер!
Gute Nacht!	Спокойной ночи!
Auf Wiedersehen!	До свидания!
Herr	Господин
Frau	Госпожа
bitte	Пожалуйста
danke, vielen Dank	Спасибо, большое спасибо
Entschuldigen Sie!	Извините!
sehr gut	Очень хорошо
ja	Да
nein	Нет
Ich habe Sie nicht verstanden.	Я Вас не понял/-а.
Wiederholen Sie bitte langsam.	Пожалуйста, повторите медленнее.
Ich verstehe.	Я понимаю.
Verstehen Sie?	Вы понимаете?
Schreiben Sie es bitte hier auf.	Пожалуйста, запишите это здесь.
Sind Sie von einem Dolmetscher begleitet?	Сопровождает ли Вас переводчик?
Bringen Sie bitte einen Dolmetscher mit.	Пожалуйста, приходите с переводчиком.
Setzen Sie sich bitte.	Садитесь, пожалуйста.
Gehen Sie bitte ins Wartezimmer.	Пожалуйста, подождите в приёмной.
Gute Besserung!	Поправляйтесь!

Deutsch	Russisch
Angaben zur Person	**Сведения о себе**
Name, Vorname	Фамилия, имя
Geburtsdatum	Дата рождения
Alter	Возраст
Geburtsort	Место рождения
Adresse	Адрес
Telephonnummer	Номер телефона
verheiratet, ledig, verwitwet, geschieden	Замужем/женат, не замужем/холост, вдова/вдовец, разведена/ разведён
Kinderzahl	Количество детей
Beruf	Профессия
Arbeitsort	Место работы
Arbeitgeber	Работодатель/Фирма
Welche Krankenkasse?	Какая у Вас больничная касса?
Welche Unfallversicherung?	Какая у Вас страховка от несчастного случая?
Wie lange wohnen Sie hier?	Как давно Вы здесь живёте?
Wie heißt Ihr Hausarzt?	Как имя Вашего домашнего врача?
Unterschreiben Sie bitte hier.	Пожалуйста, подпишитесь здесь.
Familienanamnese	**Семейный анамнез**
Vater	Отец
Mutter	Мать
Sohn	Сын
Tochter	Дочь
Bruder	Брат
Schwester	Сестра
Ehemann	Муж
Ehefrau	Жена

Deutsch	Russisch
Cousin, Cousine	Двоюродный брат, двоюродная сестра
Onkel	Дядя
Tante	Тётя
Neffe	Племянник
Nichte	Племянница
Großvater	Дедушка
Großmutter	Бабушка
Verwandte	Родственник/Родственница

Lebt Ihr Vater/Ihre Mutter noch?	Ваш отец / Ваша мать жив(а)?
Wie alt ist Ihr Vater/Ihre Mutter?	Сколько лет Вашему отцу / Вашей матери?
Wieviele Geschwister haben Sie?	Сколько у Вас братьев / сестёр?
Leben sie alle noch?	Они все живы?
Sind sie alle gesund?	Они все здоровы?
Kommen irgendwelche Krankheiten in Ihrer Familie häufig vor?	В вашей семье встречаются часто какие-либо заболевания?
Sind Ihnen in Ihrer Familie Fälle von Zuckerkrankheit, Tuberkulose, Bluthochdruck, Herzinfarkt, Drüsenkrankheiten, Allergien, Stoffwechselstörungen, Krebs, Geisteskrankheiten, Epilepsie bekannt?	Встречались ли в Вашей семье случаи диабетом (заболевания), туберкулёзом, повышения кровяного давления, инфаркта, эндокринных заболеваний, аллергии, нарушения обмена веществ, раком, психических заболеваний, эпилепсии?
Haben Sie Kinder?	У Вас есть дети?
Wieviele?	Сколько?
Wie alt sind sie?	Сколько им лет?

Deutsch	Russisch
Persönliche Anamnese	**Личный анамнез**

Deutsch	Russisch
Waren Sie kürzlich bei einem Arzt in Behandlung? Wegen was?	Обращались ли Вы в последнее время к врачу? По какому поводу?
Waren Sie schon einmal im Spital? Wann? Was hatten Sie?	Лечились ли Вы когда-либо в больнице? Когда? Чем Вы болели?
Wurden Sie operiert?	Оперировали ли Вас?
Haben Sie schwere Krankheiten durchgemacht? Welche?	Болели ли Вы тяжёлыми заболеваниями? Какими?
Infektionskrankheiten: Tuberkulose, Typhus, Cholera, Amöbenruhr, Malaria, Schlafkrankheit, Geschlechtskrankheiten, Hepatitis A/B/C, Aids (HIV-Infektion)	Инфекционные заболевания: туберкулёз, тиф, холера, амёбная дизентерия, малярия, сонная болезнь, венерические заболевания, гепатит A/B/C, СПИД (ВИЧ-инфекция)
Wo sind sie aufgewachsen?	Где Вы выросли?
Welche Kinderkrankheiten haben Sie durchgemacht?	Какие детские заболевания Вы перенесли?
Masern, Mumps, Röteln, Scharlach, Windpocken, Diphterie, Keuchhusten, Kinderlähmung	Корь, свинка, краснуха, скарлатина, ветряная оспа, дифтерия, коклюш, полиомиелит
Wurden Sie in den letzten Jahren geimpft?	Делали ли Вам в последние годы прививки?
Gegen was sind Sie geimpft?	От каких заболеваний Вам делали прививки?
Sind Sie geimpft gegen: Tetanus, Kinderlähmung, Diphterie, Keuchhusten, Masern, Röteln, Hirnhautentzündung, Hepatitis A/B, Gelbfieber, Cholera?	Привиты ли Вы от: столбняка, полиомиелита, дифтерии, коклюша, кори, краснухи, свинки, менингита, гепатита А/В, жёлтой лихорадки, холеры?
Haben Sie Bluttransfusionen bekommen?	Делали ли Вам переливание крови?

Deutsch	Russisch
Üben Sie ungeschützten Geschlechtsverkehr aus, d. h. ohne Kondom?	Вступаете ли Вы в половую связь, не пользуясь презервативом?
Verkehren Sie mit einem Partner, oder wechseln Sie den Partner häufig? Wie häufig?	Имеете ли Вы половую связь с одним партнёром или часто меняете партнёров? Как часто?
Waren Sie in den Tropen? Wann? Wo genau?	Были ли Вы в тропиках? Когда? Где именно?
Haben Sie eine Malariaprophylaxe durchgeführt? Wenn ja, womit?	Проводили ли Вы профилактику малярии? Если да, то чем?
Sind Sie von Zecken gebissen worden? Hat das irgendwelche Folgen gehabt?	Подвергались ли Вы укусу клещей? Какими были последствия?
Nehmen Sie jetzt irgendwelche Medikamente? Welche?	Принимаете ли Вы какие-либо лекарства? Какие?
Haben Sie den Eindruck, dass sie etwas nutzen?	Считаете ли Вы, что они Вам помогают?
Nehmen Sie Ihre Medikamente regelmäßig?	Принимаете ли Вы Ваши лекарства регулярно?
Nehmen Sie Drogen?	Употребляете ли Вы наркотики?
Welche: Haschisch, Marihuana, Kokain (Koks), Heroin, Amphetamine (Speed), Ecstasy, Methadon, LSD oder irgendwelche anderen?	Какие: гашиш, марихуана, кокаин/кокс, героин, амфетамины/спид, экстази, метадон, ЛСД или какие-либо другие?
Rauchen oder sniffen Sie diese Drogen, oder spritzen Sie sie?	Вы курите, вдыхаете эти наркотики или вводите их внутривенно?
Nehmen Sie diese Drogen täglich oder sporadisch?	Вы употребляете эти наркотики ежедневно или нерегулярно?
Sind Sie an diese Drogen so gewöhnt, dass Sie nicht mehr ohne sie leben möchten?	Зависите ли Вы от этих наркотиков настолько, что не хотите больше жить без них?
Haben Sie schon einmal eine Entziehungskur durchgemacht? Wieviele? Wann?	Вы проходили когда-либо курс лечения по преодолению наркотической зависимости? Сколько курсов? Когда?

Deutsch	Russisch
Nehmen Sie regelmäßig Kopfwehtabletten oder andere Schmerz- oder Beruhigungsmittel?	Принимаете ли Вы регулярно таблетки от головной боли или другие болеутоляющие или успокаивающие средства?
Rauchen Sie?	Вы курите?
Wieviele Zigaretten / Pfeifen / Zigarren pro Tag?	Сколько сигарет / трубок / сигар в день?
Was trinken Sie? Bier, Wein, Schnaps?	Что Вы пьёте? Пиво, вино, водку?
Wie viel davon trinken Sie?	В каком количестве?
Haben Sie eine Allergie? Worauf?	Есть ли у Вас аллергия? На что?
Sind Sie allergisch auf Nahrungsmittel, Medikamente (zum Beispiel Antibiotika), Insektenstiche, Pflanzenpollen oder Hausstaub?	Есть ли у Вас аллергия на продукты питания, медикаменты (например, антибиотики), укусы насекомых, цветочную пыльцу или домашнюю пыль?
Haben Sie Hautausschläge?	Есть ли у Вас высыпания на коже?
Haben Sie Asthma?	Есть ли у Вас астма?
Haben Sie schon einmal einen Schock durchgemacht? Mussten Sie hospitalisiert werden?	Был ли у Вас когда-либо шок? Госпитализировали ли Вас?
Kommen diese Krankheiten in Ihrer Familie oft vor?	Эти заболевания часто встречаются в Вашей семье?
Kennen Sie die Ursache oder die auslösende Substanz?	Известна ли Вам их причина или вызывающее их вещество?
Haben Sie Haustiere: Katze, Hund, Vögel?	Есть ли у Вас домашние животные: кошка, собака, птицы?

Arbeitsplatz-Anamnese — Рабочее место

Deutsch	Russisch
Arbeiten Sie zur Zeit?	Работаете ли Вы в настоящее время?
Ist es eine schwere körperliche Arbeit?	Связана ли Ваша работа с тяжелым физическим трудом?

Deutsch	Russisch
Haben Sie Ihren Militärdienst geleistet?	Служили ли Вы в армии?
Geht es Ihnen an Ihrem Arbeitsplatz gut? Warum nicht?	Вы хорошо себя чувствуете на своём рабочем месте? Почему нет?
Sind Sie jetzt giftigen oder krebserzeugenden Substanzen am Arbeitsplatz ausgesetzt? War das früher der Fall?	Подвергаетесь ли Вы на своём рабочем месте воздействию ядовитых или канцерогенных веществ? Имело ли это место ранее?
Müssen Sie spezielle Vorsichtsmaßnahmen treffen?	Должны ли Вы соблюдать особые меры предосторожности?
Tragen Sie eine Maske, einen Schutzanzug, spezielle Handschuhe, eine Brille?	Носите ли Вы маску, защитную одежду, специальные перчатки, очки?
Arbeiten Sie den ganzen Tag am Bildschirm?	Работаете ли Вы целый день на компьютере?
Fühlen Sie sich am Arbeitsplatz unter Druck gesetzt?	Чувствуете ли Вы, что подвергаетесь давлению на рабочем месте?

Jetziges Leiden: Allgemeines

Имеющееся заболевание: общие выражения

Welche Beschwerden haben Sie?	На что Вы жалуетесь?
Haben Sie Kopfschmerzen?	Есть ли у Вас головные боли?
Brustschmerzen	Боли в груди
Bauchschmerzen	Боли в животе
Schmerzen an den Beinen, Füßen, Händen, Armen	Боли в ногах, стопах, кистях рук, руках?
Halsschmerzen	Боли в горле
Ohrenschmerzen	Боли в ушах
Rückenschmerzen	Боли в спине

Deutsch	Russisch
Nierenschmerzen	Боли в почках
Schluckbeschwerden	Затруднённое глотание
Verdauungsstörungen: Durchfall, Verstopfung, Blähungen, Magenbrennen, Sodbrennen	Нарушения пищеварения: понос, запор, метеоризм, жжение в желудке, изжога
Brechreiz	Тошнота
Appetitverlust	Потеря аппетита
Atembeschwerden	Жалобы на затруднённое дыхание
Schwierigkeiten beim Wasserlassen	Затруднения при мочеиспускании
Brennen beim Wasserlassen	Жжение при мочеиспускании
Schlafstörungen	Нарушения сна
Schwindel	Головокружение
Bewusstseinsstörungen	Нарушения сознания
Fühlen Sie sich schwer krank?	Вы чувствуете себя тяжело больным?
Seit wann haben Sie diese Beschwerden?	Как давно у Вас эти жалобы?
Sind diese Schmerzen früher schon einmal aufgetreten? Wann?	Были ли у Вас эти боли раньше? Когда?
Wo haben Sie Schmerzen?	Где у Вас болит?
Zeigen Sie mir, wo es Ihnen weh tut.	Покажите мне, где у Вас болит.
Wie sind die Schmerzen: stark, mäßig, schwach, lokalisiert, diffus, ausstrahlend, dumpf, stechend, andauernd, krampfartig, bohrend, brennend, elektrisierend?	Какие это боли: сильные, умеренные, слабые, локализованные, диффузные, иррадиирущие, тупые, колющие, продолжительные, судорожные, сверлящие, жгущие, электризующие?
Würden Sie bitte die Schmerzintensität auf einer Skala zwischen null und zehn mit einer Zahl bezeichnen? Dabei bedeutet null „keine Schmerzen" und zehn „nicht mehr aushaltbare Schmerzen".	Пожалуйста, оцените интенсивность боли по шкале от нуля до десяти. При этом нуль обозначает «нет боли» и десять – «боль, которую невозможно переносить».
Treten die Schmerzen im Zusammenhang mit einer bestimmten Tätigkeit auf?	Связано ли появление болей с определённой деятельностью?

Deutsch	Russisch
Wann treten die Beschwerden auf: morgens, abends, nachts, tagsüber, nach dem Essen, vor dem Essen, beim Gehen, beim Stehen, beim Sitzen, beim Liegen, beim Bewegen, beim Bücken, beim Aufstehen, beim Heben, nach Anstrengungen?	Когда появляются жалобы: утром, вечером, ночью, в течение дня, после еды, перед едой, при ходьбе, при стоянии, при сидении, в лежачем положении, при движении, при наклонах, при вставании, при поднятии чего-либо, после напряжения?
Treten die Beschwerden in irgendeinem Zusammenhang auf? In welchem?	Связываете ли Вы с чем-либо появление жалоб? С чем?
Sind die Beschwerden in der letzten Zeit schlimmer geworden? Seit wann? Welche vor allem?	Отмечаете ли Вы в последнее время усиление жалоб? С каких пор? Каких жалоб прежде всего?
Haben Sie Fieber? Seit wann? Wie hoch?	Есть ли у Вас температура? Когда она появилась? Какая?
Hatten Sie Schüttelfrost?	У Вас был озноб?
Schwitzen Sie viel?	Вы сильно потеете?
Können Sie gut schlafen?	Вы хорошо спите?
Fühlen Sie sich in der letzten Zeit müder als sonst?	Чувствуете ли Вы в последнее время большую усталость, чем обычно?
Sind Sie übermäßig durstig?	Чувствуете ли Вы сильную жажду?

Kardiovaskuläres System

Сердечно-сосудистая система

Haben Sie Schmerzen in der Brust? Wie häufig?	Бывают ли у Вас боли в груди? Как часто?
Wann treten die Schmerzen auf? Nach Anstrengung? Ohne Anstrengung?	Когда появляются боли? После напряжения? Без напряжения?
Wie lange dauern sie?	Сколько они длятся?
Sind die Schmerzen atemabhängig?	Связаны ли боли с дыханием?

Deutsch	Russisch
Können Sie gut Treppen steigen?	Можете ли Вы подниматься по лестнице?
Wieviele Kissen brauchen Sie zum Schlafen?	На скольких подушках Вы спите?
Haben Sie Herzklopfen nach einer Anstrengung?	Бывает ли у Вас сердцебиение после физической нагрузки?
Tritt das Herzklopfen auch auf, wenn Sie sich nicht anstrengen?	Появляется ли сердцебиение и без физической нагрузки?
Wie ist Ihr Blutdruck: tief, hoch, normal?	Какое у Вас давление: пониженное, повышенное, нормальное?
Haben Sie ab und zu geschwollene Füße und Beine?	Отекают ли у Вас иногда стопы и ноги?
Tritt das vor allem am Abend auf?	Проявляется ли это в основном по вечерам?
Sind Ihre Beine immer geschwollen?	У Вас всегда отёкшие ноги?
Haben Sie Beschwerden in den Waden?	Есть ли у Вас боли в икрах?
Haben Sie Schmerzen in den Beinen? Wann? In welchem Bein? Im rechten, im linken, in beiden?	Бывают ли у Вас боли в ногах? Когда? В какой ноге? В правой, в левой, в обеих?
Tritt der Schmerz auf, ohne dass Sie sich bewegen?	Возникает ли боль, если Вы не движетесь?
Tritt der Schmerz beim Gehen auf?	Возникает ли боль при ходьбе?
Wird der Schmerz schlimmer, bis Sie anhalten müssen? Wird er dann erträglicher?	Становится ли боль такой сильной, что Вы вынуждены останавливаться? Ослабевает ли она тогда?
Wird der Schmerz erträglicher nach einigen Bewegungen?	Ослабевает ли боль после определённых движений?
Haben Sie häufig Ameisenlaufen in einem Fuß, Bein, Hand, Arm?	Часто ли у Вас появляется ощущение мурашек в стопе, ноге, кисти руки, руке?
Haben Sie öfter Nasenbluten?	Часто ли у Вас идёт кровь из носа?

Deutsch	Russisch

Respirationstrakt / Дыхательные пути

Haben Sie häufig Atemnot? / Часто ли у Вас бывает одышка?
Tritt die Atemnot plötzlich auf? Tritt sie nach Anstrengungen auf? Während der Nacht? / Наступает ли одышка внезапно? Наступает ли она после физической нагрузки? Ночью?

Leiden Sie an Asthma? / Больны ли Вы астмой?

Müssen Sie husten? / Вы кашляете?
Haben Sie Auswurf? / Выделяется ли у Вас мокрота?
Müssen Sie spucken? / Приходится ли Вам отхаркиваться?
Wie sieht der Auswurf aus: schleimig, flüssig, weiß, gelb, grün, braun, blutig, schwarz? / Как выглядит мокрота: слизеобразная, жидкая, белая, жёлтая, зелёная, коричневая, с кровью, чёрная?

Sind Sie erkältet? / Вы простужены?
Erkälten Sie sich oft? / Часто ли Вы простужаетесь?
Haben Sie dabei Halsschmerzen? / Болит ли у Вас при этом горло?

Magen-Darm-Trakt / Желудочно-кишечный тракт

Haben Sie guten Appetit? / Хороший ли у Вас аппетит?
Können Sie alles essen? / Можете ли Вы есть любую пищу?
Was können Sie nicht essen? Warum? / Что Вы не можете есть? Почему?
Haben Sie dabei Beschwerden? / На что Вы при этом жалуетесь?
Haben Sie irgendwelche Beschwerden nach dem Essen: Magenbrennen, Sodbrennen, Krämpfe, Blähungen, Übelkeit? / Возникают ли у Вас жалобы после еды: жжение в желудке, изжога, спазмы, метеоризм, тошнота?
Haben Sie ein Völlegefühl? / Есть ли у Вас чувство переполненности желудка?

Haben Sie Brechreiz? / Есть ли у Вас тошнота?

Deutsch	Russisch
Müssen Sie erbrechen?	Есть ли рвота?
Wie sieht das Erbrochene aus: gelb, blutig, dunkelbraun (Kaffeesatz), mit Galle (bitter)?	Как выглядит рвотная масса: жёлтая, кровавая, тёмно-коричневая (кофейная гуща), с желчью (горькая)?
Nehmen Sie Ihre Mahlzeiten regelmäßig ein?	Регулярно ли Вы питаетесь?
Haben Sie an Gewicht zugenommen/abgenommen?	Вы прибавили в весе/похудели?
Bleibt Ihr Gewicht konstant?	Меняется ли Ваш вес?
Können Sie gut schlucken?	Легко ли Вам глотать?
Haben Sie regelmäßig Stuhlgang?	Регулярный ли у Вас стул?
Wie ist der Stuhl: normal, flüssig, hart, schwarz, braun, gelb, blutig?	Каким бывает стул: нормальным, жидким, твёрдым, чёрным, коричневым, жёлтым, с кровью?
Nehmen Sie Abführmittel?	Принимаете ли Вы слабительные?

Harnwege / Мочевой путь

Deutsch	Russisch
Haben Sie Schmerzen in der Nierengegend?	Есть ли у Вас боли в области почек?
Haben Sie Schwierigkeiten beim Wasserlassen?	Затруднённое ли у Вас мочеиспускание?
Brennt es beim Wasserlassen?	Есть ли ощущение жжения при мочеиспускании?
Müssen Sie häufiger Wasser lassen als früher?	Мочитесь ли Вы чаще, чем раньше?
Müssen Sie während der Nacht Wasser lassen? Wieviel Mal?	Мочитесь ли Вы ночью? Сколько раз?
Hat der Urin einen ungewöhnlichen Geruch?	Имеет ли моча необычный запах?
Hat der Urin eine ungewöhnliche Farbe: braun, rot?	Имеет ли моча необычный цвет: коричневый, красный?

Deutsch	Russisch
Nervensystem	**Нервная система**

Deutsch	Russisch
Fühlen Sie sich nervös/entspannt?	Вы нервничаете / расслаблены?
Haben Sie irgendwo eine Lähmung? Wo? Seit wann?	Есть ли у Вас паралич? Где? С какого времени?
Können Sie überall gut spüren?	Нет ли у Вас нарушений чувствительности?
Wo ist dieser Gefühlsausfall?	Где отсутствует чувствительность?
Können Sie gut riechen?	Чувствуете ли Вы запахи?
Können Sie gut schmecken?	Чувствуете ли Вы вкус?
Können Sie gut sehen?	Хорошо ли Вы видите?
Sind Sie kurzsichtig/weitsichtig?	Вы близоруки / дальнозорки?
Sehen Sie trüb?	Видите ли Вы всё мутным?
Haben Sie manchmal Flimmern vor den Augen?	Бывает ли у Вас мерцание перед глазами?
Können Sie gut hören?	Хорошо ли Вы слышите?
Spüren Sie manchmal Ohrensausen?	Шумит ли у Вас иногда в ушах?
Haben Sie Schwindel?	Кружится ли у Вас голова?
Haben Sie einmal das Bewusstsein verloren? Wann? Wie oft?	Теряли ли Вы сознание? Когда? Как часто?
Merken Sie, wenn es kommt?	Замечаете ли Вы, когда это должно произойти?
Kommt es plötzlich?	Происходит ли это неожиданно?
Können Sie sich erinnern, was gerade vor der Ohnmacht geschehen ist?	Помните ли Вы, что происходило непосредственно перед обмороком?
Haben Sie sich dabei verletzt?	Повредили ли Вы себе что-то при обмороке?

Deutsch	Russisch
Gynäkologie	**Гинекология**

Deutsch	Russisch
Wann hatten Sie die erste Periode?	Когда у Вас была первая менструация?
Haben Sie schon die Menopause gehabt?	У Вас уже была менопауза?
Wann war Ihre letzte Periode?	Когда у Вас была последняя менструация?
Haben Sie Ihre Periode regelmäßig? In welchen Zeitabständen?	Регулярны ли у Вас менструации? Сколько дней составляет менструальный цикл?
Wie lange dauern die Blutungen?	Сколько дней длятся кровотечения?
Haben Sie starke Blutungen?	Сильные ли у Вас кровотечения?
Haben Sie Schmerzen während der Periode?	Болезненные ли у Вас менструации?
Sind die Schmerzen stark?	Сильные ли боли?
Haben Sie Ausfluss?	Есть ли у Вас бели?
Haben Sie Zwischenblutungen?	Бывают ли у Вас кровянистые выделения?
Nehmen Sie die Pille?	Принимаете ли Вы противозачаточные таблетки?
Haben Sie Geschlechtsverkehr?	Живёте ли Вы половой жизнью?
Sind Sie schwanger?	Вы беременны?
Besteht die Möglichkeit, dass Sie schwanger sind?	Есть ли вероятность того, что Вы беременны?
Wieviele Schwangerschaften hatten Sie?	Сколько беременностей у Вас было?
Haben Sie Fehlgeburten gehabt? Wieviele?	Были ли у Вас выкидыши? Сколько?
Welches Gewicht hatten Ihre Kinder bei der Geburt? Schreiben Sie es bitte hierhin.	Сколько весил Ваш ребёнок при рождении? Запишите здесь его вес.
Waren die Entbindungen normal?	Проходили ли роды нормально?

Deutsch	Russisch

Pädiatrie / Педиатрия

Wie alt ist Ihr Kind?	Сколько лет Вашему ребёнку?
Wie lange ist das Kind schon krank?	Как давно Ваш ребёнок болеет?
Schreit es viel?	Много ли он кричит?
Wie ernähren Sie das Kind?	Как Вы кормите ребёнка?
Wird das Kind mit der Flasche ernährt?	Кормите ли Вы ребёнка из бутылочки?
Muttermilch, Milchpulver, Kuhmilch, Brei, Gemüse, Fleisch, Fertignahrung	Материнским молоком, молочными смесями, коровьим молоком, кашей, овощами, мясом, готовым питанием
Nimmt das Kind zu? Wie viel?	Прибавляет ли ребёнок в весе? На сколько?
Hat das Kind Appetit?	Есть ли у ребёнка аппетит?
Über welche Schmerzen klagt das Kind?	На какие боли жалуется ребёнок?
Sind diese Schmerzen schon einmal aufgetreten?	У него уже были когда-нибудь эти боли?

Unfälle / Несчастные случаи

Wann war der Unfall?	Когда произошёл несчастный случай?
Wo ist es geschehen?	Где он произошёл?
Wie ist es geschehen?	Как он произошёл?
Sind Sie gestürzt?	Вы упали?
Haben Sie sich verbrannt?	Вы обожглись?
Sind Sie bewusstlos geworden?	Вы потеряли сознание?
Haben Sie viel Blut verloren?	Вы потеряли много крови?
Können Sie … bewegen?	Можете ли Вы двигать …?
Spüren Sie …?	Чувствуете ли Вы …?

Deutsch	Russisch
Statusaufnahme	**Врачебный осмотр**

Deutsch	Russisch
Machen Sie bitte den Oberkörper frei.	Пожалуйста, разденьтесь до пояса.
Legen Sie sich bitte hin.	Ложитесь, пожалуйста.
Setzen Sie sich bitte hierher.	Пожалуйста, сядьте сюда.
Zeigen Sie mir bitte, wo es Ihnen weh tut.	Покажите, пожалуйста, где у Вас болит.
Schmerzt es, wenn ich hier drücke?	Когда я здесь нажимаю, болит?
Sagen Sie mir, wenn ich Ihnen weh tue!	Если я Вам делаю больно, скажите.
Entspannen Sie sich, ganz locker lassen!	Пожалуйста, расслабьтесь, не напрягайтесь!
Wo tut es mehr weh, hier oder da?	Где боль сильнее, здесь или там?
Wohin strahlen die Schmerzen aus?	Куда отдаёт боль?
Bewegen Sie bitte das Bein, den Fuß, die Hand, den Arm, die Finger, den Kopf.	Пожалуйста, пошевелите ногой, стопой, кистью руки, рукой, пальцами, головой.
Schmerzt es, wenn ich hier bewege?	Вам больно, когда я двигаю здесь?
Machen Sie den Mund auf!	Откройте рот!
Strecken Sie die Zunge heraus!	Высуньте язык!
Sagen Sie „A"!	Скажите «А»!
Husten Sie!	Покашляйте!
Atmen Sie tief ein!	Глубоко вдохните!
Halten Sie den Atem an!	Задержите дыхание!
Öffnen Sie die Augen!	Откройте глаза!
Schließen Sie die Augen!	Закройте глаза!
Machen Sie mir nach!	Делайте, как я!
Ich muss Ihnen die Temperatur / den Blutdruck messen.	Я должен измерить Вам температуру / давление.

Deutsch	Russisch
Ich muss Ihnen ein Elektrokardiogramm machen.	Я должен сделать Вам электрокардиограмму.
Ich muss Ihnen Blut zur Untersuchung abnehmen.	Я должен взять у Вас кровь на обследование.
Man muss Ihren Urin untersuchen.	Вам нужно сделать анализ мочи.
Lassen Sie etwas Urin hier!	Оставьте здесь немного мочи!

Diagnosemitteilung / Диагноз

Sie haben …	У Вас …
Sie haben nichts Schlimmes.	У Вас ничего серьёзного.
Ihre Krankheit ist harmlos.	Ваше заболевание не опасно.
Sie werden sich bald erholen.	Вы скоро поправитесь.
Sie haben keine harmlose Krankheit.	У Вас серьёзное заболевание.
Ihre Krankheit ist ansteckend.	Ваша болезнь заразна.
Sie müssen ins Krankenhaus.	Вам нужно лечь в больницу.
Ich muss Sie zum Spezialisten schicken.	Я должен направить Вас к специалисту.
Bringen Sie bitte einen Dolmetscher mit.	Пожалуйста, приходите с переводчиком.
Sie müssen operiert werden.	Вас необходимо оперировать.
Sie müssen sofort operiert werden, da Lebensgefahr besteht.	Вас необходимо немедленно оперировать, потому что Ваша жизнь в опасности.
Ihr Arm/Bein ist gebrochen, gestaucht, gezerrt.	Ваша рука / нога сломана, вывихнута, растянута.
Sie haben einen Erguss im Gelenk.	У Вас излияние в сустав.
Sie brauchen einen Gips/einen elastischen Verband.	Вам нужно наложить гипс / эластичную повязку.
Ihr Blutzucker ist erhöht.	У Вас повышено содержание сахара в крови.
Ihr Blutdruck ist zu hoch/zu tief.	У Вас слишком высокое / низкое давление.

Deutsch	Russisch
Die Resultate der Blutuntersuchung sind normal.	Результаты анализа крови в норме.
Sie sind schwanger.	Вы беременны.
Sie müssen Röntgenaufnahmen machen lassen.	Вам нужно сделать рентгеновские снимки.

Therapie und Verordnungen / Рекомендации врача и терапия

Medikamente, Arzneimittel	Медикаменты, лекарство
Ich gebe Ihnen ein Rezept.	Я выпишу Вам рецепт.
Tropfen, Tabletten, Kapseln, Zäpfchen, Spritzen, Salbe	Капли, таблетки, капсулы, свечи, инъекции, мазь
alle … Stunden	Каждые … часа
einmal täglich	Один раз в день
jeden zweiten Tag	Через день
morgens, mittags, abends, nachts, vor dem Essen, nach dem Essen, während des Essens, vor dem Schlafgehen	По утрам, днём, по вечерам, ночью, перед едой, после еды, во время еды, перед сном
ein Kaffeelöffel, ein großer Löffel	Чайная ложка, столовая ложка
mit Wasser, mit reichlich Wasser	С водой, с большим количеством воды
Sie müssen die Tablette in etwas Wasser auflösen.	Вы должны растворить таблетку в небольшом количестве воды.
Sie müssen die Tablette schlucken.	Вы должны проглотить таблетку.
Sie müssen die Tablette lutschen. Sie dürfen sie nicht zerkauen.	Вы должны рассосать таблетку. Её нельзя разжёвывать.
Damit sollen Sie gurgeln.	Это Вам для полосканий.
Damit sollen Sie inhalieren.	Это Вам для ингаляций.
Trinken Sie es nicht!	Не пейте это!
Nur äußerlich anzuwenden, auf die Haut.	Только для наружного применения, накожно.

Deutsch	Russisch
Sie müssen die Haut täglich / zweimal täglich mit Salbe einreiben.	Вы должны втирать эту мазь в кожу ежедневно / два раза в день.
Sie dürfen den Verband nicht abnehmen.	Вам нельзя снимать повязку.
Sie können den Verband nachts abnehmen.	Вы можете снимать повязку на ночь.
Machen Sie einen kalten / warmen Umschlag.	Сделайте холодный / горячий компресс.
Sie müssen … mal täglich … Tropfen ins Auge geben.	Вам нужно закапывать … раза в день по … капель в глаз.
Essen Sie nichts.	Ничего не ешьте.
Trinken Sie viel!	Пейте больше!
Meiden Sie fettreiche Nahrung.	Избегайте жирной пищи.
Sie sollten abnehmen.	Вам нужно похудеть.
Halten Sie Diät.	Соблюдайте диету.
Sie sollten nicht mehr rauchen.	Вам нужно бросить курить.
Ich muss Ihnen eine Spritze geben.	Я должен сделать Вам укол.
Ich muss Ihnen eine Einspritzung in die Vene / in den Oberschenkel / ins Gesäß / in den Arm / ins Gelenk machen.	Я должен сделать Вам инъекцию в вену / в бедро / в ягодицу / в руку / в сустав.
Es wird nicht weh tun.	Это не больно.
Sie müssen jeden Tag / jeden zweiten Tag zu einer Injektion kommen.	Вы должны приходить на инъекции каждый день / через день.
Sie müssen zur Bestrahlung, Massage, Physiotherapie, Ergotherapie.	Вам нужно пройти курс облучения, массажа, физиотерапии, эрготерапии.
Bleiben Sie im Bett!	Соблюдайте постельный режим!
Sie sollten sich im Bett möglichst ruhig verhalten.	Вам следует соблюдать покой в постели.

Deutsch	Russisch
Bewegen Sie sich auch im Bett, so viel Sie nur können!	В постели Вам нужно по возможности больше двигаться!
Machen Sie alles, was Ihnen nicht weh tut.	Делайте всё, что не причиняет Вам боли.
Sie dürfen das Bein nicht belasten.	Вам нельзя нагружать ногу.
Sie dürfen das Bein nur wenig (mit 10 kg) belasten. Kontrollieren Sie das, indem Sie den Fuß auf eine Wage stellen!	Вам разрешена только небольшая (10 кг) нагрузка на ногу. Контролируйте нагрузку, ставя ногу на весы!
Stehen Sie soviel wie möglich auf!	Вставайте как можно чаще!
Marschieren Sie täglich mehrmals!	Ходите каждый день побольше!
Sie dürfen keinen Sport treiben.	Вам нельзя заниматься спортом.
Sie sollten so viel wie möglich Treppen steigen, nicht Lift fahren.	Вам нужно как можно больше подниматься пешком по лестницам, а не пользоваться лифтом.
Sie sollten keine schweren Lasten tragen.	Вам нельзя носить тяжести.
Sie sollten keine schweren Lasten heben.	Вам нельзя поднимать тяжести.
Kommen Sie in … Tagen/Wochen wieder.	Приходите снова через … дней/недель.
Kommen Sie morgen/übermorgen wieder.	Приходите снова завтра/послезавтра.
Kommen Sie nächsten Montag/Dienstag wieder.	Приходите снова в следующий понедельник/вторник.
Sie müssen wieder zur Kontrolle kommen.	Вы должны прийти ещё раз для контроля.
Bringen Sie bitte einen Dolmetscher mit.	Пожалуйста, приходите с переводчиком.
Messen Sie das Fieber!	Измерьте температуру!
Ich muss Sie krank melden.	Я должен выдать Вам больничный лист.
Gute Besserung!	Поправляйтесь!

Deutsch	Russisch
Krankheitsnamen	**Названия заболеваний**
Abszess	Абсцесс
Abtreibung	Аборт
Aids	СПИД
Akne	Угорь
Allergie	Аллергия
Anämie	Анемия
Angina	Ангина
Angina pectoris	Стенокардия
Arteriosklerose	Артериосклероз
Arthritis	Артрит
Asthma	Астма
Bänderverletzung	Повреждение связок
Bandscheibenschaden	Повреждение межпозвоночных дисков
Bandwurm	Ленточный глист, солитёр
Bauchspeicheldrüsenentzündung	Воспаление поджелудочной железы
Bindehautentzündung	Воспаление соединительной ткани
Blasenentzündung	Воспаление мочевого пузыря, цистит
Blasensteine	Камни в мочевом пузыре
Blinddarmentzündung	Воспаление слепой кишки / Аппендицит
Blutung	Кровотечение
Blutvergiftung	Заражение крови
Brand	Гангрена
Bronchitis	Бронхит
Bruch	Перелом
Darmentzündung	Воспаление кишечника
Dermatose	Дерматоз
Durchblutungsstörungen	Нарушения местного кровообращения
Eierstockentzündung	Воспаление яичника
Ekzem	Экзема

Deutsch	Russisch
Embolie	Эмболия
Entzündung	Воспаление
Epilepsie	Эпилепсия
Erkältung	Простуда
Fluor	Бели
Furunkel	Фурункул
Fußpilz	Грибковое заболевание кожи стоп
Gallenblasenentzündung	Холецистит
Gallenkolik	Желчная колика
Gallensteine	Желчный камень
Gebärmutterentzündung	Воспаление матки
Gehirnerschütterung	Сотрясение головного мозга
Gelbfieber	Жёлтая лихорадка
Gelbsucht	Желтуха
Gelenkrheumatismus	Суставной ревматизм
Geschlechtskrankheiten	Венерические заболевания
Geschwür	Язва
Gicht	Подагра
Gleichgewichtsstörungen	Нарушения равновесия
Gonorrhö	Гонорея
Grippe	Грипп
Gürtelrose	Опоясывающий лишай
Hämorrhoiden	Геморроидальные узлы
Harnvergiftung	Уросепсис, уремия
Hautkrankheit	Кожное заболевание
Hepatitis	Гепатит
Herzinfarkt	Инфаркт
Herzklappenfehler	Порок сердечного клапана
Herzkrankheit	Сердечное заболевание
Herzmuskelschwäche	Слабость сердечной мышцы
Heufieber	Сенная лихорадка
Hexenschuss	Прострел
Hirnhautentzündung	Менингит
Hirnschlag	Инсульт
Hodenbruch	Мошоночная грыжа
Hodenentzündung	Воспаление яичка
Hysterie	Истерия

Deutsch	Russisch
Infarkt	Инфаркт
Infektion	Инфекция
Ischias	Ишиас
Karies	Кариес
Katarrh	Катар
Kehlkopfentzündung	Ларингит
Keuchhusten	Коклюш
Kinderlähmung	Детский паралич, полиомиелит
Krampfadern	Варикозное расширение вен
Krebs	Рак
Kreislaufschwäche	Недостаточность кровообращения
Kreislaufstörungen	Нарушения кровообращения
Kropf	Зоб
Lähmung	Паралич
Leistenbruch	Паховая грыжа
Leukämie	Лейкемия
Lungenentzündung	Воспаление лёгких
Magen-Darmentzündung	Гастроэнтерит
Magengeschwür	Язва желудка
Magenschleimhautentzündung	Воспаление слизистой оболочки желудка, гастрит
Magersucht	Истощение
Malaria	Малярия
Mandelentzündung	Воспаление миндалин
Masern	Корь
Migräne	Мигрень
Mittelohrentzündung	Воспаление среднего уха
Mumps	Свинка
Muskelrheumatismus	Ревматизм мышц
Muskelriss	Разрыв мышцы
Nabelbruch	Пупочная грыжа
Nasenpolypen	Полипы носа
Nervenentzündung	Неврит
Nervöse Störung	Нервное расстройство
Nesselfieber	Крапивница
Neuralgie	Невралгия

Deutsch	Russisch
Neurose	Невроз
Nierenbeckenentzündung	Воспаление почечной лоханки
Nierenentzündung	Нефрит
Nierenstein	Камень почки
Ödem	Отёк
Ohrenentzündung	Отит
Peritonitis, Bauchfellentzündung	Перитонит
Phlegmone	Флегмона
Polytoxikomanie	Политоксикомания
Prostataleiden	Заболевание предстательной железы
Rachenentzündung	Фарингит
Rachitis	Рахит
Rheuma	Ревматизм
Rhinitis	Ринит / Насморк
Rippenfellentzündung, Pleuritis	Плеврит
Röteln	Краснуха
Ruhr	Дизентерия
Sarkom	Саркома
Scharlach	Скарлатина
Schnupfen	Насморк
Schwindel	Головокружение
Sehnenscheidenentzündung	Воспаление сухожильного влагалища
Sepsis	Сепсис
Star, grauer	Катаракта
Starrkrampf (Tetanus)	Столбняк
Stirnhöhlenentzündung	Воспаление лобных пазух
Syphilis	Сифилис
Tollwut	Бешенство
Tuberkulose	Туберкулёз
Tumor (gutartig, bösartig)	Опухоль (доброкачественная, злокачественная)
Typhus	Тиф

Deutsch	Russisch
Venenentzündung	Флебит / Воспаление вен
Verbrennung	Ожог
Vergiftung	Отравление
Verrenkung	Вывих
Verstauchung	Травма сустава с растяжением или разрывом связок
Wasserkopf	Гидроцефалия, водянка головного мозга
Windpocken	Ветряная оспа
Wundinfektion	Раневая инфекция, инфицирование раны
Würmer	Глисты
Zahnfleischentzündung	Пародонтоз
Zuckerkrankheit	Сахарный диабет
Zwölffingerdarmgeschwür	Язва двенадцатиперстной кишки
Zirrhose	Цирроз

Symptome und Fachausdrücke / Симптомы и специальные термины

Deutsch	Russisch
Abmagerung	Похудание, истощение
Akut	Острый
Anästhesie, Anästhetikum	Обезболивание, обезболивающее средство
Antibiotikum	Антибиотик
Appetitlosigkeit	Отсутствие аппетита
Atembeschwerden	Жалобы на затруднённое дыхание
Atemgeruch	Запах изо рта
Atmung, künstliche Atmung	Дыхание, искусственное дыхание
Aufstoßen	Отрыжка
Ausschlag	Сыпь
Bauchkrampf	Спазмы в животе
Bauchweh	Боль в животе
Beißen	Прикус
Blähungen	Вздутие, метеоризм
Blasengries	Песок в мочевом пузыре

Deutsch	Russisch
Blasenkatheter	Катетер мочевого пузыря
Blut	Кровь
Blutbild	Картина крови
Blutdruck (hoher, niedriger)	Кровяное давление (высокое, низкое)
Blutdrucksenkung	Снижение кровяного давления
Blutdrucksteigerung	Повышение кровяного давления
Blutprobe	Анализ крови
Blutsenkung	Оседание эритроцитов
Bluttransfusion	Переливание крови
Brandblase	Пузырь от ожога
Brandwunde	Ожоговая рана
Brechreiz	Тошнота
Chronisch	Хронический
Darmentleerung	Опорожнение кишечника
Diät	Диета
Druckgefühl	Чувство давления
Durchfall	Понос
Eiter	Гной
Eiterbläschen	Пустула, гнойный пузырёк
Eiterung	Нагноение
Epidemie	Эпидемия
Erbrechen	Рвота
Erfrieren	Обморожение
Erkältung, sich erkälten	Простуда, простудиться
Ertrinken	Утонуть
Fasten	Голодание
Fehlgeburt	Выкидыш
Fieber	Температура, жар
Flimmern vor den Augen	Мерцание перед глазами
Frieren	Мёрзнуть
Frösteln	Озноб
Frühgeburt	Преждевременные роды
Galle	Желчь
Gebiss, Zahnprothese	Челюсть, зубной протез

Deutsch	Russisch
Geburt	Роды
Geburtswehen	Родовые схватки
Gelenkschmerzen	Боли в суставах
Geschlechtsreife	Половая зрелость
Geschwulst	Опухоль
Gesichtsfarbe	Цвет лица
Haarausfall	Выпадение волос
Halsschmerz	Боль в горле
Halsstarre, steifer Hals	Кривошея
Harn	Моча
Harndrang	Позыв на мочеиспускание
Harnsäure	Мочевая кислота
Harnstoff	Мочевина
Harnverhaltung	Задержка мочи
Hautfarbe	Цвет кожи
Hautrötung	Покраснение кожи
Heiserkeit	Хрипота
Herzasthma	Сердечная астма
Herzklopfen	Сердцебиение
Husten	Кашель
Impfung	Прививка
Impotenz	Импотенция
Jucken	Зуд
Kaiserschnitt	Кесарево сечение
Knoten	Узел
Komplikation	Осложнение
Kolik	Колика
Kollaps	Коллапс
Kongestion	Гиперемия, застой крови
Krämpfe	Судороги, спазмы
Krank	Больной
Krankheit	Болезнь
Kreislauf	Кровообращение
Kribbeln	«Мурашки», лёгкий зуд
Kur	Лечение, курс лечения

Deutsch	Russisch
Leberfunktion	Функция печени
Lungenblutung	Лёгочное кровотечение
Magenbrennen	Жжение в желудке, изжога
Magendrücken	Тяжесть в желудке
Magensaft	Желудочный сок
Magensäure	Кислота желудочного сока
Magenspülung	Промывание желудка
Menopause	Менопауза
Menstruation	Менструация
Milchgebiss	Молочные зубы
Müdigkeit	Усталость
Muskelkater	Утомление мышц, сопровождающееся болью
Narbe	Шрам
Nasenbluten	Носовое кровотечение
Nervenzusammenbruch	Истощение нервной системы
Nervosität	Нервозность, неврастения
Nierenkolik	Почечная колика
Nierenzysten	Киста почки
Niesen	Чихание
Ohnmacht	Обморок
Ohrenschmerzen	Боли в ухе
Periodenschmerzen	Менструальные боли
Punktion	Пункция, прокол
Quetschung	Ущемление, ушиб
Reißen (in den Gliedern)	Острая боль (в органах/конечностях)
Reizbarkeit	Раздражимость
Reizhusten	Кашель от раздражения, рефлекторный кашель
Rekonvaleszenz	Выздоровление
Rückfall	Рецидив, возврат
Schlaflosigkeit	Бессонница

Deutsch	Russisch
Schmerzen	Боли
Schock	Шок
Schüttelfrost	Озноб
Schwäche	Слабость
Schwangerschaft	Беременность
Schweiß	Пот
Schwere Beine	Тяжесть в ногах
Sehstörung	Нарушение зрения
Sodbrennen	Изжога
Sonnenstich	Солнечный удар
Spastisch	Спастический
Speichel	Слюна
Stich	Укус
Stoffwechsel	Обмен веществ
Stoffwechselstörung	Нарушение обмена веществ
Stuhl	Стул, кал
Stuhlgang	Дефекация, отхождение кала
Therapie	Терапия
Thermometer	Термометр
Thrombose	Тромбоз
Transfusion	Переливание крови
Tremor	Тремор, дрожание
Übelkeit	Тошнота
Unfall	Несчастный случай
Unterleibsschmerzen	Боли в нижней части живота
Verdauung	Пищеварение
Verstopfung	Запор
Wachstum	Рост
Wallungen	Приливы (при климаксе)
Wunde	Рана
Zahnfüllung	Зубная пломба
Zahnpflege	Уход за зубами
Zahnschmerz	Зубная боль
Zyste	Киста

Anatomie / Анатомия

Deutsch	Russisch
Arm	Рука
Arterie	Артерия
Auge	Глаз
Augenlid	Веко
Band	Связка
Bandscheibe	Межпозвоночный диск
Bauch	Живот
Becken	Таз
Bein	Нога
Blinddarm	Слепая кишка
Brust	Грудь
Brustkorb	Грудная клетка
Darm	Кишечник; кишка
Daumen	Большой палец
Dickdarm	Толстый кишечник
Drüsen	Железы
Dünndarm	Тонкий кишечник
Eierstöcke	Яичники
Ellbogen	Локоть
Ferse	Пятка
Finger	Палец
Fuß	Стопа
Fußgelenk	Голено-стопный сустав
Fußknöchel	Лодыжка
Gallenblase	Желчный пузырь
Gaumen	Нёбо
Gebärmutter	Матка
Gehirn	Головной мозг
Gelenk	Сустав
Haar	Волосы
Hals	Шея
Hand	Кисть руки

Deutsch	Russisch
Handgelenk	Луче-запястный сустав
Harnblase	Мочевой пузырь
Harnröhre	Мочеиспускательный канал
Haut	Кожа
Herz	Сердце
Hoden	Яички
Hüftgelenk	Тазобедренный сустав
Kehlkopf	Гортань
Kiefer	Челюсть
Knie	Колено
Kniegelenk	Коленный сустав
Knochen	Кость
Kopf	Голова
Leber	Печень
Lippe	Губа
Lunge	Лёгкие
Lymphknoten	Лимфатический узел
Magen	Желудок
Mandeln	Миндалины
Milz	Селезёнка
Mund	Рот
Muskel	Мышца
Nabel	Пупок
Nacken	Затылок
Nagel	Ноготь
Nase	Нос
Nerv	Нерв
Niere	Почка
Oberschenkel	Бедро
Ohr	Ухо
Prostata	Простата
Rachen	Глотка
Rippen	Рёбра

Deutsch	Russisch
Rücken	Спина
Rückenmark	Спинной мозг
Scheide	Влагалище
Schlüsselbein	Ключица
Schulter	Плечо
Schultergürtel	Плечевой пояс
Sehne	Сухожилие
Stimmbänder	Голосовые связки
Stirn	Лоб
Stirnhöhle	Лобная пазуха
Unterarm	Предплечье
Vene	Вена
Wirbel	Позвонок
Wirbelsäule	Позвоночник
Zahn, Zähne	Зуб, зубы
Zahnfleisch	Десна
Zehe	Палец стопы
Zunge	Язык
Zwölffingerdarm	Двенадцатиперстная кишка

Zahlen — Числа

eins	один
zwei	два
drei	три
vier	четыре
fünf	пять
sechs	шесть
sieben	семь
acht	восемь
neun	девять
zehn	десять

Deutsch	Russisch
zwanzig	двадцать
dreißig	тридцать
vierzig	сорок
fünfzig	пятьдесят
sechzig	шестьдесят
siebzig	семьдесят
achtzig	восемьдесят
neunzig	девяносто
hundert	сто
tausend	тысяча
erste	первая
zweite	вторая
dritte	третья
einmal	один раз
zweimal	дважды
dreimal	трижды
ein Viertel	четверть
ein Drittel	треть
ein Halb	половина
ein Ganzes	целое

Zeit — Время

heute	сегодня
morgen	завтра
übermorgen	послезавтра
gestern	вчера
vorgestern	позавчера
diese Woche	на этой неделе
nächste Woche	на следующей неделе
letzte Woche	на прошлой неделе
bald	скоро
später	позже

Deutsch	Russisch
vor kurzem	недавно
während kurzer Zeit	короткое время
vor langer Zeit	давно
während langer Zeit	долгое время
am Morgen	утром
am Mittag	днём
am Nachmittag	во второй половине дня
am Abend	вечером
in der Nacht	ночью
Tag, Tage	день, дни
Stunde, Stunden	час, часы
Minute, Minuten	минута, минуты
Sekunde, Sekunden	секунда, секунды
Wochentage: Montag, Dienstag, Mittwoch, Donnerstag, Freitag, Samstag, Sonntag	Дни недели: понедельник, вторник, среда, четверг, пятница, суббота, воскресенье
Monate: Januar, Februar, März, April, Mai, Juni, Juli, August, September, Oktober, November, Dezember	Месяцы: январь, февраль, март, апрель, май, июнь, июль, август, сентябрь, октябрь, ноябрь, декабрь
Jahreszeiten: Frühling, Sommer, Herbst, Winter	Времена года: весна, лето, осень, зима

Farben — Цвета

weiß	белый
gelb	жёлтый
rot	красный
rosa	розовый
braun	коричневый
grün	зелёный
blau	синий
schwarz	чёрный

Lokalisation

Расположение

oben	наверху
unten	внизу
rechts	справа
links	слева
hinten	сзади
vorne	спереди
seitlich	сбоку

Das russische Alphabet

А а	a	С с	s
Б б	b	Т т	t
В в	w	У у	u
Г г	g	Ф ф	f
Д д	d	Х х	cha
Е е	e/je	Ц ц	tse
Ё ё	jo	Ч ч	tsche
Ж ж	zh	Ш ш	scha
З з	z	Щ щ	schsha
И и	i	ъ	„Härtezeichen" ohne lautliche Entsprechung
К к	k		
Л л	l	ы	wie i in „Tisch"
М м	m	ь	„Weichheitszeichen" ohne lautliche Entsprechung
Н н	n		
О о	o	Э э	e
П п	p	Ю ю	ju
Р р	r	Я я	ja

Albanisch / Shqip

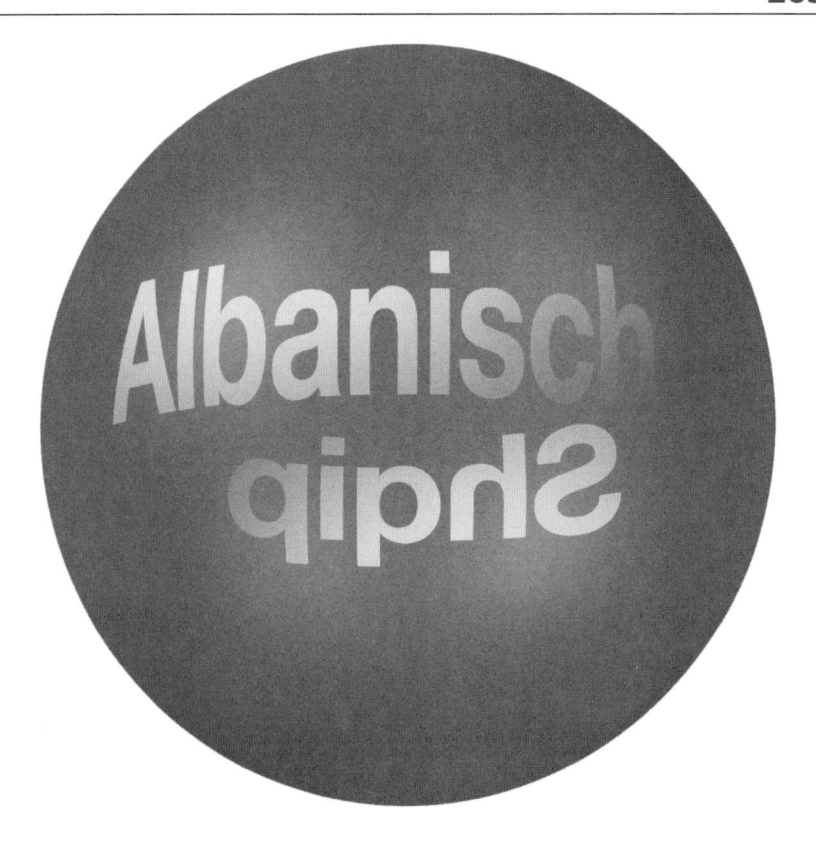

Grußformeln und Allgemeines	265	Pädiatrie	277
Angaben zur Person	266	Unfälle	278
Familienanamnese	266	Statusaufnahme	278
Persönliche Anamnese	267	Diagnosemitteilung	280
Arbeitsplatz-Anamnese	270	Therapie und Verordnungen	281
Jetziges Leiden: Allgemeines	271	Krankheitsnamen	283
Kardiovaskuläres System	273	Symptome und Fachausdrücke	288
Respirationstrakt	274	Anatomie	292
Magen-Darm-Trakt	274	Zahlen	295
Harnwege	275	Zeit	296
Nervensystem	276	Farben	297
Gynäkologie	277	Lokalisation	297

Deutsch	Albanisch
Grußformeln und Allgemeines	**Përshëndetje dhe të përgjithshme**
Guten Tag!	Mirë dita!
Guten Abend!	Mirë mbrëma!
Gute Nacht!	Natën e mirë!
Auf Wiedersehen!	mirupafshim!
Herr	zotëri
Frau	zonjë
bitte	Ju lutem
danke, vielen Dank	faleminderit, shumë faleminderit
Entschuldigen Sie!	Më falni!
sehr gut	shumë mirë
ja	po
nein	jo
Ich habe Sie nicht verstanden.	Nuk Ju kam kuptuar.
Wiederholen Sie bitte langsam.	Përsëriteni ngadalë, Ju lutemi.
Ich verstehe.	Kuptoj.
Verstehen Sie?	A kuptoni?
Schreiben Sie es bitte hier auf.	Shkruajeni këtu, Ju lutemi.
Sind Sie von einem Dolmetscher begleitet?	A shogë roheni nga ndonjë përkthres?
Bringen Sie bitte einen Dolmetscher mit.	Merreni me vete edhe një përkthyes, Ju lutemi.
Setzen Sie sich bitte.	Uluni, Ju lutemi.
Gehen Sie bitte ins Wartezimmer.	Shkoni në dhomë të pritjes, Ju lutemi.
Gute Besserung!	Shërim të mirë!

Angaben zur Person

Name, Vorname
Geburtsdatum
Alter
Geburtsort
Adresse
Telephonnummer

verheiratet, ledig, verwitwet, geschieden
Kinderzahl

Beruf
Arbeitsort
Arbeitgeber

Welche Krankenkasse?
Welche Unfallversicherung?

Wie lange wohnen Sie hier?

Wie heißt Ihr Hausarzt?

Unterschreiben Sie bitte hier.

Familienanamnese

Vater
Mutter
Sohn
Tochter
Bruder
Schwester
Ehemann
Ehefrau
Cousin, Cousine
Onkel
Tante

Të dhënat personale

Mbiemri, emri
Datëlindja
Mosha
Vendlindja
Adresa
Numri i telefonit

i martuar, beqar, i ve, i ndarë

Numri i fëmijëve

Profesioni
Vendi i punës
Punëdhënësi

Cilin sigurim shëndetësor keni?
Cilin sigurim nga fatkeqësitë?

Qe sa kohë banoni këtu?

Si quhet mjeku Juaj shtëpiak?

Nënshkruanu këtu, Ju lutemi.

Anamneza familjare

baba
nënë
djalë
vajzë
vëlla
motër
bashkëshort
bashkëshorte
kushëri, kushërirë
dajë / mixhë
teze / hallë

Deutsch	Albanisch
Neffe	nip
Nichte	mbesë
Großvater	gjysh
Großmutter	gjyshe
Verwandte	të afërm

Lebt Ihr Vater/Ihre Mutter noch?
Wie alt ist Ihr Vater/Ihre Mutter?
Wieviele Geschwister haben Sie?
Leben sie alle noch?
Sind sie alle gesund?
Kommen irgendwelche Krankheiten in Ihrer Familie häufig vor?

A jeton ende babai/nëna Juaj?
Sa vjeçar është babai/nëna Juaj?
Sa vëllezër dhe motra keni Ju?
A jetojnë ende të gjithë?
A janë të gjithë të shëndoshë?
A janë të shpeshta ndonjë prej sëmundjeve në familjen Tuaj?

Sind Ihnen in Ihrer Familie Fälle von Zuckerkrankheit, Tuberkulose, Bluthochdruck, Herzinfarkt, Drüsenkrankheiten, Allergien, Stoffwechselstörungen, Krebs, Geisteskrankheiten, Epilepsie bekannt?

A u janë të njohura rastet e sëmundjes së sheqerit, tuberkulozit, tensionit të lartë të gjakut, infarktit, të gjëndërrave endokrine, alergjive, të pengesave në metabolizëm, kancerit, sëmundjeve psiqike, epilepsisë?

Haben Sie Kinder?
Wieviele?
Wie alt sind sie?

A keni fëmijë?
Sa?
Sa vjeçar janë ata?

Persönliche Anamnese

Anamneza personale

Waren Sie kürzlich bei einem Arzt in Behandlung? Wegen was?

A keni qenë para njëkohe të shkurtë tek ndonjë mjek për shërim? Për ç'shkak?

Waren Sie schon einmal im Spital? Wann? Was hatten Sie?
Wurden Sie operiert?

A keni qenë ndonjëherë në spiatal? Kur? Çka keni pasur?
A jeni operuar?

Haben Sie schwere Krankheiten durchgemacht? Welche?
Infektionskrankheiten: Tuberkulose, Typhus, Cholera, Amöbenruhr,

A keni kaluar sëmundje të rënda? Cilat?
sëmundje infektive: tuberkuloz, tifo, kolerë, amebë, malarje, sëmundje

Deutsch	Albanisch
Malaria, Schlafkrankheit, Geschlechtskrankheiten, Hepatitis A/B/C, Aids (HIV-Infektion)	të gjumit, sëmundje veneriane, verdhëzen A/B/C, SIDA
Wo sind sie aufgewachsen?	Ku jeni rritur?
Welche Kinderkrankheiten haben Sie durchgemacht?	Cilat sëmundje të fëmijërisë i keni kaluar?
Masern, Mumps, Röteln, Scharlach, Windpocken, Diphterie, Keuchhusten, Kinderlähmung	fruthin, fytet, linë e ujit, fruthin e zi, linë e dhenve, difterinë, kollën e keqe, paralizë të fëmijëve
Wurden Sie in den letzten Jahren geimpft?	A jeni vaksinuar në vitet e fundit?
Gegen was sind Sie geimpft?	Kundër çkaje jeni vaksinuar?
Sind Sie geimpft gegen: Tetanus, Kinderlähmung, Diphterie, Keuchhusten, Masern, Röteln, Hirnhautentzündung, Hepatitis A/B, Gelbfieber, Cholera?	A jeni vaksinuar kundër: tetanusit, paralizës së fëmijëve, difterisë, kollës së keqe, fruthit, lisë së ujit, fytet, meningjitit, pezmatimit të mëlqisë A/B, etheve të verdha, kolerës?
Haben Sie Bluttransfusionen bekommen?	A keni marrë infuzione gjaku?
Üben Sie ungeschützten Geschlechtsverkehr aus, d.h. ohne Kondom?	A bëni marrëdhënie seksuale të pa mbrojtura, d.m.th. pa kondom?
Verkehren Sie mit einem Partner, oder wechseln Sie den Partner häufig? Wie häufig?	A keni marrëdhënie vetëm me një partner apo i ndërroni shpesh partnerët? Sa shpesh?
Waren Sie in den Tropen? Wann? Wo genau?	A keni qenë në vende tropikale? Kur? Ku saktësisht?
Haben Sie eine Malariaprophylaxe durchgeführt? Wenn ja, womit?	A u jeni nënshtruar masave për mbrojtje nga malarja? Nëse po, me çfarë mjetesh?
Sind Sie von Zecken gebissen worden? Hat das irgendwelche Folgen gehabt?	A jeni pickuar nga rriqri? A ka pasur kjo ndonjë pasojë?
Nehmen Sie jetzt irgendwelche Medikamente? Welche?	A merrni tash ndonjë medikament? Cilat?

Deutsch	Albanisch
Haben Sie den Eindruck, dass sie etwas nutzen?	Keni përshtypjen se Ju mdihmojnë diç?
Nehmen Sie Ihre Medikamente regelmäßig?	I merrni rregullisht medikamentet Tuaja?
Nehmen Sie Drogen?	A merrni droga?
Welche: Haschisch, Marihuana, Kokain (Koks), Heroin, Amphetamine (Speed), Ecstasy, Methadon, LSD oder irgendwelche anderen?	Çfarë: hashish, marihuanë, kokainë, heroinë, amfetaminë (spidë), pilula ekstaze, metadon, LSD apo ndonjë tjetër?
Rauchen oder sniffen Sie diese Drogen, oder spritzen Sie sie?	A i thithni, i merrni përmes hundës apo i injektoni këto droga?
Nehmen Sie diese Drogen täglich oder sporadisch?	A i merrni këto droga çdo ditë apo sporadikisht?
Sind Sie an diese Drogen so gewöhnt, dass Sie nicht mehr ohne sie leben möchten?	A jeni mësuar me këto droga, aq sa nuk mund ta jetoni më pa to?
Haben Sie schon einmal eine Entziehungskur durchgemacht? Wieviele? Wann?	A keni kaluar tashmë nëpër ndonjë kurë për ndërprerjen e marrjes së drogës? Nëpër sa? Kur?
Nehmen Sie regelmäßig Kopfwehtabletten oder andere Schmerz- oder Beruhigungsmittel?	A merrni rregullisht tableta kundër dhimbjes së kokës apo mjete të tjera për qetësimin e e dhembjeve apo për qetësim?
Rauchen Sie?	A thithni duhan?
Wieviele Zigaretten / Pfeifen / Zigarren pro Tag?	Sa cigare / llulla / puro (cigare të mbështjella) në ditë?
Was trinken Sie? Bier, Wein, Schnaps? Wie viel davon trinken Sie?	Çka pini Ju? Birrë, verë, raki? Sa nga këto pini Ju?
Haben Sie eine Allergie? Worauf?	A keni ndonjë alergji? Të çkaje?
Sind Sie allergisch auf Nahrungsmittel, Medikamente (zum Beispiel Antibiotika), Insektenstiche, Pflanzenpollen oder Hausstaub?	A jeni alergjik ndaj gjërave ushqimore, ndaj medikamenteve (p. sh. ndaj antibiotikëve), ndaj shpimit të insekteve, ndaj polenit të bimëve apo ndaj pluhurit të shtëpisë?
Haben Sie Hautausschläge?	
Haben Sie Asthma?	A keni astmë?

Deutsch	Albanisch
Haben Sie schon einmal einen Schock durchgemacht? Mussten Sie hospitalisiert werden?	A keni përjetuar ndonjëherë ndonjë shok? A është dashur të hospitalizoheni?
Kommen diese Krankheiten in Ihrer Familie oft vor?	A paraqiten në familjen Tuaj shpesh këto sëmundje?
Kennen Sie die Ursache oder die auslösende Substanz?	A i njihni shkaqet apo substancat që i shkaktojnë ato?
Haben Sie Haustiere: Katze, Hund, Vögel?	A keni kafshë shtëpiake: mace, qen, zogj?

Arbeitsplatz-Anamnese

Anamneza e vendit të punës

Deutsch	Albanisch
Arbeiten Sie zur Zeit?	A punoni në ndërkohë?
Ist es eine schwere körperliche Arbeit?	A është kjo punë e rëndë fizike?
Haben Sie Ihren Militärdienst geleistet?	A keni obligime nadj shërbimit ushtarak?
Geht es Ihnen an Ihrem Arbeitsplatz gut? Warum nicht?	A ndiheni mirë në vendin Tuaj të punës? Pse jo?
Sind Sie jetzt giftigen oder krebserzeugenden Substanzen am Arbeitsplatz ausgesetzt? War das früher der Fall?	A u ekspozoheni substancave helmuese apo kancerioze në vendin e punës? A ka qenë kështu edhe më parë?
Müssen Sie spezielle Vorsichtsmaßnahmen treffen?	A duhet të merrni masa të veçanta mbrojtëse?
Tragen Sie eine Maske, einen Schutzanzug, spezielle Handschuhe, eine Brille?	A bartni maskë, rroba mbrojtëse, dorëza speciale, syze?
Arbeiten Sie den ganzen Tag am Bildschirm?	A punoni tërë ditën para ekranit të kompjuterit?
Fühlen Sie sich am Arbeitsplatz unter Druck gesetzt?	A ndiheni i vënë nën presion në vendin e punës?

Jetziges Leiden: Allgemeines

Sëmundja e tashme: Të përgjithshme

Welche Beschwerden haben Sie?
Haben Sie Kopfschmerzen?
Brustschmerzen
Bauchschmerzen
Schmerzen an den Beinen, Füßen, Händen, Armen
Halsschmerzen
Ohrenschmerzen
Rückenschmerzen
Nierenschmerzen
Schluckbeschwerden
Verdauungsstörungen: Durchfall, Verstopfung, Blähungen, Magenbrennen, Sodbrennen
Brechreiz
Appetitverlust
Atembeschwerden
Schwierigkeiten beim Wasserlassen
Brennen beim Wasserlassen
Schlafstörungen
Schwindel
Bewusstseinsstörungen

Fühlen Sie sich schwer krank?
Seit wann haben Sie diese Beschwerden?

Sind diese Schmerzen früher schon einmal aufgetreten? Wann?
Wo haben Sie Schmerzen?
Zeigen Sie mir, wo es Ihnen weh tut.
Wie sind die Schmerzen: stark, mäßig, schwach, lokalisiert, diffus, ausstrahlend, dumpf, stechend, andauernd, krampfartig, bohrend, brennend, elektrisierend?

Nga çka vuani?
A keni kokëdhembje?
Dhembje gjoksi
Dhembje barku
Dhembje në këmbë, shputa, duar, krahë
Dhembje fyti
Dhembje veshësh
Dhembje shpine
Dhembje veshkësh
Vështirësi në të gëlltitur
Pengesa në tretje: barkqitje, kapsllëk, fryerje, djegësirë lukthi, djegësirë stomaku
Ndjenjë të të vjellurit
Humbje të oreksit
Ankesa në frymëmarrje
Vështirësi gjatë të urinuarit
Djegësirë me rastin e urinimit
Çrregullime në të fjetur
Marramendje
Çrregullime në vetëdije

A ndiheni shumë i sëmurë?
Qe sa kohë ankoheni kështu?

A janë paraqitur këto dhembje edhe ndonjëherë tjetër më parë? Kur?
Ku keni dhembje?
Më tregoni se ku Ju dhemb.
Çfarë janë dhembjet: të forta, të mesme, të dobëta, të lokalizuara, difuze, përhapëse, topitëse, të përhershme, me spazma (ngërçe), shpuese, djegëse, elektrizuese?

Deutsch	Albanisch
Würden Sie bitte die Schmerzintensität auf einer Skala zwischen null und zehn mit einer Zahl bezeichnen? Dabei bedeutet null „keine Schmerzen" und zehn „nicht mehr aushaltbare Schmerzen".	A do ta shënonit me ndonjë nga numrat prej një deri në dhjetë dhembjen Tuaj? Me këtë rast, 0 do të thotë „s'ka dhembje" dhe 10 „dhembjet e padurueshme"
Treten die Schmerzen im Zusammenhang mit einer bestimmten Tätigkeit auf?	A Ju paraqiten dhembjet kur ushtroni ndonjë veprimtari të caktuar?
Wann treten die Beschwerden auf: morgens, abends, nachts, tagsüber, nach dem Essen, vor dem Essen, beim Gehen, beim Stehen, beim Sitzen, beim Liegen, beim Bewegen, beim Bücken, beim Aufstehen, beim Heben, nach Anstrengungen?	Kur paraqiten dhembjet: në mëngjes, në mbrëmje, natën, gjatë ditës, pas ngrënies, para ngrënies, gjatë ecjes, gjatë qëndrimit në këmbë, gjatë qëndrimit ulur, gjatë qëndrimit shtrirë, gjatë lëvizjes, gjatë përkuljes, gjatë ngritjes, gjatë ngritjes së peshave, pas lodhjes?
Treten die Beschwerden in irgendeinem Zusammenhang auf? In welchem?	A paraqiten dhembjet në ndonjë konteks të caktuar? Në cilin?
Sind die Beschwerden in der letzten Zeit schlimmer geworden? Seit wann? Welche vor allem?	A janë bërë dhembjet më të këqija kohën e fundit? Qe sa kohë? Cilat para së gjithash?
Haben Sie Fieber? Seit wann? Wie hoch?	A keni temperaturë? Qe sa kohë? Sa të lartë?
Hatten Sie Schüttelfrost?	A keni pasur ethe?
Schwitzen Sie viel?	A djerësiteni shumë?
Können Sie gut schlafen?	A fleni mirë?
Fühlen Sie sich in der letzten Zeit müder als sonst?	Në kohën e fundit ndiheni më të lodhur se zakonisht?
Sind Sie übermäßig durstig?	A jeni më të etur se mesatarisht?

Deutsch	Albanisch

Kardiovaskuläres System

Sistemi kardiovaskular

Haben Sie Schmerzen in der Brust?
Wie häufig?
Wann treten die Schmerzen auf?
Nach Anstrengung? Ohne Anstrengung?
Wie lange dauern sie?
Sind die Schmerzen atemabhängig?

A keni dhembje në gjoks?
Sa herë?
Kur paraqiten dhembjet?
Pas lodhjes? Pa lodhje?

Sa zgjasin ato?
A janë dhembjet të lidhura edhe me frymëmarrje?

Können Sie gut Treppen steigen?
Wieviele Kissen brauchen Sie zum Schlafen?
Haben Sie Herzklopfen nach einer Anstrengung?
Tritt das Herzklopfen auch auf, wenn Sie sich nicht anstrengen?

A mund tëi ngjiteni mirë shkallëve?
Sa jastakë Ju duhen për të fjetur?
A keni rekëtimë (dridhje) zemre pas ndonjë lodhjeje?
A paraqiten rekëtimat në zemër edhe në rast se nuk lodheni?

Wie ist Ihr Blutdruck: tief, hoch, normal?
Haben Sie ab und zu geschwollene Füße und Beine?
Tritt das vor allem am Abend auf?
Sind Ihre Beine immer geschwollen?

Si është tensioni Juaj i gjakut: i ulët/ i lartë/normal?
A keni herëpashere shputa apo këmbë të enjtura?
A ndodh kjo kryesisht në mbrëmje?
A janë këmbët Tuaja gjithnjë të enjtura?

Haben Sie Beschwerden in den Waden?
Haben Sie Schmerzen in den Beinen? Wann? In welchem Bein? Im rechten, im linken, in beiden?
Tritt der Schmerz auf, ohne dass Sie sich bewegen?
Tritt der Schmerz beim Gehen auf?
Wird der Schmerz schlimmer, bis Sie anhalten müssen? Wird er dann erträglicher?

A keni dhembje në pulpë të këmbës?

A keni dhembje në këmbë? Kur? Në cilën këmbë? Në të djathtën, në të majtën, në të dyjat?
A paraqiten dhembjet edhe pa lëvizur?
A paraqitet dhembja gjatë të ecurit?
A shtohet dhembja derisa të mos ndaleni? A është më e durueshme atëherë?

Deutsch	Albanisch
Wird der Schmerz erträglicher nach einigen Bewegungen?	A bëhet dhembja më e durueshme pas disa lëvizjeve?
Haben Sie häufig Ameisenlaufen in einem Fuß, Bein, Hand, Arm?	A keni shpesh mornica në njërën shputë, në këmbë, në dorë, në krah?
Haben Sie öfter Nasenbluten?	A keni shpesh gjakderdhje nga hunda?

Respirationstrakt

Trakti respirator (i frymëmarrjes)

Haben Sie häufig Atemnot? Tritt die Atemnot plötzlich auf? Tritt sie nach Anstrengungen auf? Während der Nacht?	A keni shpesh gulç (ndalje fryme)? A ndodh befas gulçi (ndalja e frymës? A ndodh kjo pas lodhjes? Gjatë natës?
Leiden Sie an Asthma?	A vuani nga astma?
Müssen Sie husten? Haben Sie Auswurf? Müssen Sie spucken? Wie sieht der Auswurf aus: schleimig, flüssig, weiß, gelb, grün, braun, blutig, schwarz?	A kolliteni? A keni këlbazë? A detyroheni të pështyeni? Si duket këlbaza: baltak, i lëngshëm, i bardhë, i verdhë, i gjelbër, i kaftë, me gjak, i zi?
Sind Sie erkältet? Erkälten Sie sich oft? Haben Sie dabei Halsschmerzen?	A jeni i ftohur? A ftoheni shpesh? A keni me atë rast dhembje fyti?

Magen-Darm-Trakt

Trakti i organeve të tretjes

Haben Sie guten Appetit? Können Sie alles essen? Was können Sie nicht essen? Warum?	A keni oreks të mirë? A mund t'i hani të gjitha ushqimet? Çka nuk mund të hani? Pse?

Deutsch	Albanisch
Haben Sie dabei Beschwerden?	A keni vështirësi pastaj?
Haben Sie irgendwelche Beschwerden nach dem Essen: Magenbrennen, Sodbrennen, Krämpfe, Blähungen, Übelkeit?	A keni ndonjë vështirësi pas ngrënies: djegësirë lukthi, djegësirë stomaku, ngërçe, fryerje, ndjenjë vjelljeje?
Haben Sie ein Völlegefühl?	A keni ndjenjën e stërngopjes?
Haben Sie Brechreiz?	A keni ndjenjën e të vjellurit?
Müssen Sie erbrechen?	A vjellni pastaj?
Wie sieht das Erbrochene aus: gelb, blutig, dunkelbraun (Kaffeesatz), mit Galle (bitter)?	Si duket e vjellura: e verdhë, me gjak, e kaftë e mbyllur, me vrerë (e hidhur)?
Nehmen Sie Ihre Mahlzeiten regelmäßig ein?	A ushqeheni me rregull?
Haben Sie an Gewicht zugenommen/abgenommen?	A keni shtuar/hequr peshë?
Bleibt Ihr Gewicht konstant?	A keni peshë konstante?
Können Sie gut schlucken?	A mund të kapërdini (përbini) mirë?
Haben Sie regelmäßig Stuhlgang?	A keni jashtëqitje të rregullt?
Wie ist der Stuhl: normal, flüssig, hart, schwarz, braun, gelb, blutig?	Si është jashtëqitja: normale, e lëngshme, e fortë, e zezë, ngjyrë kafe, e verdhë, me gjak?
Nehmen Sie Abführmittel?	A merrni purgativ (mjete që ndihmojnë jashtëqitjen)?

Harnwege

Rrugët urinare

Haben Sie Schmerzen in der Nierengegend?	A keni dhembje në pjesën e veshkëve?
Haben Sie Schwierigkeiten beim Wasserlassen?	A keni vështirësi me rastin e urinimit?
Brennt es beim Wasserlassen?	A keni djegie me rastin e urinimit?
Müssen Sie häufiger Wasser lassen als früher?	A jeni i detyruar të urinoni më shpesh se më përpara?

Deutsch	Albanisch
Müssen Sie während der Nacht Wasser lassen? Wieviel Mal?	A jeni i detyruar të urinoni edhe natën? Sa herë?
Hat der Urin einen ungewöhnlichen Geruch?	A ka urina një erë të pazakonshme?
Hat der Urin eine ungewöhnliche Farbe: braun, rot?	A ka urina një ngjyrë të pazakonshme: të kaftë, të kuqe?

Nervensystem

Sistemi nervor

Fühlen Sie sich nervös/entspannt?	A ndiheni nervoz/i tensionuar?
Haben Sie irgendwo eine Lähmung? Wo? Seit wann?	A keni ndonjë paralizë ndoku? Ku? Qe sa kohë?
Können Sie überall gut spüren?	A keni kudo ndieshmëri të mjaftueshme?
Wo ist dieser Gefühlsausfall?	Ku nuk keni ndieshmëri?
Können Sie gut riechen? Können Sie gut schmecken?	A mund të nuhasni mirë? A mund të shijoni mirë?
Können Sie gut sehen? Sind Sie kurzsichtig/weitsichtig? Sehen Sie trüb? Haben Sie manchmal Flimmern vor den Augen?	A mund të shihni mirë? A jeni dritëshkurtër/dritëgjatë? A shihni turbull? A keni ndonjëherë vezullime (miza para syve)?
Können Sie gut hören? Spüren Sie manchmal Ohrensausen?	A mund të dëgjoni mirë? A ndieni ndonjëherë gumëzhimë (ushtimë) veshësh?
Haben Sie Schwindel? Haben Sie einmal das Bewusstsein verloren? Wann? Wie oft? Merken Sie, wenn es kommt? Kommt es plötzlich? Können Sie sich erinnern, was gerade vor der Ohnmacht geschehen ist? Haben Sie sich dabei verletzt?	A keni marramendje? A keni humbje të vetëdijes? Kur? Sa herë? A e vëreni se kur? A vie deri tek kjo befas? A Ju kujtohet se çka ka ndodhur pak para se t'Ju bie të fiktë? A jeni lënduar me atë rast?

Deutsch	Albanisch

Gynäkologie / Gjinekologji

Wann hatten Sie die erste Periode?
Kur e keni pasur periodën e parë?

Haben Sie schon die Menopause gehabt?
A e kein kaluar tashmë menopauzën?

Wann war Ihre letzte Periode?
Kur ka qenë periode Juaj e fundit?

Haben Sie Ihre Periode regelmäßig?
A i keni periodat e rregullta?

In welchen Zeitabständen?
Në ç'distanca kohore?

Wie lange dauern die Blutungen?
Sa zgjasin menstruacionet?

Haben Sie starke Blutungen?
A keni gjakderdhje të forta?

Haben Sie Schmerzen während der Periode?
A keni dhembje gjatë periodave?

Sind die Schmerzen stark?
A janë dhembjet e forta?

Haben Sie Ausfluss?
A keni tajitje (kullim)?

Haben Sie Zwischenblutungen?
A keni menstruacione (gjakderdhje) të ndërkohshme?

Nehmen Sie die Pille?
A merrni pilula?

Haben Sie Geschlechtsverkehr?
A keni marrëdhënie seksuale?

Sind Sie schwanger?
A jeni shatzënë?

Besteht die Möglichkeit, dass Sie schwanger sind?
A ekziston mundësia që të jeni shtatzënë?

Wieviele Schwangerschaften hatten Sie?
Sa shtatzënësi keni pasur?

Haben Sie Fehlgeburten gehabt? Wieviele?
A keni pasur dështime (abortime) Sa?

Welches Gewicht hatten Ihre Kinder bei der Geburt? Schreiben Sie es bitte hierhin.
Çfarë peshe kanë pasur fëmijët Tuaj me rastin e lindjes? Shkruajeni këtu, Ju lutemi.

Waren die Entbindungen normal?
A kanë qenë lindjet normale?

Pädiatrie / Pediatri

Wie alt ist Ihr Kind?
Sa vjeçar është fëmija Juaj?

Wie lange ist das Kind schon krank?
Qe sa kohë është i sëmurë fëmija?

Deutsch	Albanisch
Schreit es viel?	A qan shumë ai?
Wie ernähren Sie das Kind?	Si e ushqeni fëmijën?
Wird das Kind mit der Flasche ernährt?	A ushqehet fëmija me shishe?
Muttermilch, Milchpulver, Kuhmilch, Brei, Gemüse, Fleisch, Fertignahrung	Me qumësht të nënës, qumësht, pluhur, qull, perime, mish, ushqim të gatshëm
Nimmt das Kind zu? Wie viel?	A shton fëmija në peshë? Sa?
Hat das Kind Appetit?	A ka fëmija oreks?
Über welche Schmerzen klagt das Kind?	Nga çfarë dhembjesh ankohet fëmija?
Sind diese Schmerzen schon einmal aufgetreten?	A janë paraqitur këto dhembje edhe ndonjëherë tjetër?

Unfälle

Fatkeqësitë

Wann war der Unfall?
Wo ist es geschehen?
Wie ist es geschehen?

Kur ka ndodhur fatkeqësia?
Ku ka ndodhur?
Si ka ndodhur?

Sind Sie gestürzt?
Haben Sie sich verbrannt?
Sind Sie bewusstlos geworden?

A jeni rrëzuar?
A keni pësuar djegie?
A e keni humbur vetëdijen me atë rast?

Haben Sie viel Blut verloren?

A keni humbur shumë?

Können Sie … bewegen?
Spüren Sie …?

A mund ta lëvizni …?
A ndieni …?

Statusaufnahme

Kontrolli fizik

Machen Sie bitte den Oberkörper frei.
Legen Sie sich bitte hin.
Setzen Sie sich bitte hierher.

Heqni rrobat në pjesën e sipërme të trupit, Ju lutemi.
Shtrihunu, Ju lutemi.
Ulunu këtu, Ju lutemi.

Deutsch	Albanisch
Zeigen Sie mir bitte, wo es Ihnen weh tut.	Më tregoni, Ju lutemi, se ku Ju dhemb.
Schmerzt es, wenn ich hier drücke?	A Ju dhemb, nëse e ndrydh këtu?
Sagen Sie mir, wenn ich Ihnen weh tue!	Më thuani nëse Ju shkaktoj dhembje!
Entspannen Sie sich, ganz locker lassen!	Lirohu, rri çlirueshëm!
Wo tut es mehr weh, hier oder da?	Ku Ju dhemb më shumë, këtu apo atje?
Wohin strahlen die Schmerzen aus?	Nga shpërndahen dhembjet?
Bewegen Sie bitte das Bein, den Fuß, die Hand, den Arm, die Finger, den Kopf.	Lëvizeni këmbën, shputën, dorën, krahun, gishtat, kokën, Ju lutemi.
Schmerzt es, wenn ich hier bewege?	A Ju dhemb, nëse e lëviz këtu?
Machen Sie den Mund auf!	Hapeni gojën!
Strecken Sie die Zunge heraus!	Qiteni gjuhën!
Sagen Sie „A"!	Thuani „a"!
Husten Sie!	A kolliteni!
Atmen Sie tief ein!	Merrni frymë thellë!
Halten Sie den Atem an!	Mbajeni frymëmarrjen!
Öffnen Sie die Augen!	Hapni sytë!
Schließen Sie die Augen!	Mbyllni sytë!
Machen Sie mir nach!	Përsërisni veprimet e mia!
Ich muss Ihnen die Temperatur/den Blutdruck messen.	Duhet t'ua mas temperaturën/tensionin e gjakut.
Ich muss Ihnen ein Elektrokardiogramm machen.	Më duhet t'ua bëj një elektrokardiogram.
Ich muss Ihnen Blut zur Untersuchung abnehmen.	Më duhet t'u marr gjak për kontroll.
Man muss Ihren Urin untersuchen.	Duhet t'Ju merret urina për kontroll.
Lassen Sie etwas Urin hier!	Vendosni pak urinë këtu!

Deutsch	Albanisch
Diagnosemitteilung	**Diagnostifikimi**

Deutsch	Albanisch
Sie haben …	Ju keni …
Sie haben nichts Schlimmes.	Ju nuk keni asgjë të keqe.
Ihre Krankheit ist harmlos.	Sëmundja Juaj është e parrezikshme.
Sie werden sich bald erholen.	Ju do të shëroheni shpejt.
Sie haben keine harmlose Krankheit.	Ju nuk keni një sëmundje të parrezikshme.
Ihre Krankheit ist ansteckend.	Sëmundja Juaj është ngjitëse.
Sie müssen ins Krankenhaus.	Duhet të shkoni në spital.
Ich muss Sie zum Spezialisten schicken.	Më duhet t'Ju udhëzoj tek specialisti.
Bringen Sie bitte einen Dolmetscher mit.	Merreni me vete edhe një përkthyes, Ju lutemi.
Sie müssen operiert werden.	Ju duhet të operoheni.
Sie müssen sofort operiert werden, da Lebensgefahr besteht.	Ju duhet të operoheni menjëherë, sepse ekziston rreziku për jetë.
Ihr Arm/Bein ist gebrochen, gestaucht, gezerrt.	Krahun/këmbën e keni të thyer, përdredhur, të nxjerrur.
Sie haben einen Erguss im Gelenk.	Ju keni derdhje gjaku në nyje.
Sie brauchen einen Gips/einen elastischen Verband.	Juve Ju duhet gjips/fashë elastike
Ihr Blutzucker ist erhöht.	Keni rritje sheqeri në gjak.
Ihr Blutdruck ist zu hoch/zu tief.	Keni tension shumë të lartë/shumë të ulët të gjakut
Die Resultate der Blutuntersuchung sind normal.	Rezultatet nga analizat e gjakut janë normale.
Sie sind schwanger.	Ju jeni shtatzënë.
Sie müssen Röntgenaufnahmen machen lassen.	Ju duhet të bëni fotografim në rëntgen.

Deutsch	Albanisch
Therapie und Verordnungen	**Terapia, recetat dhe udhëzimet**

Medikamente, Arzneimittel	Medikamentet, barërat
Ich gebe Ihnen ein Rezept.	Ju jap një recetë.
Tropfen, Tabletten, Kapseln, Zäpfchen, Spritzen, Salbe	pika, tableta, kapsulë, supostë, injeksion, pomadë
alle … Stunden	çdo … orë
einmal täglich	një herë në ditë
jeden zweiten Tag	çdo të dytën ditë
morgens, mittags, abends, nachts, vor dem Essen, nach dem Essen, während des Essens, vor dem Schlafgehen	në mëngjes, në drekë, në darkë, natën, para ngrënies, pas ngrënies, gjatë ngrënies, para se të shkoni për të fjetur
ein Kaffeelöffel, ein großer Löffel	një lugë kafe, një lugë të madhe
mit Wasser, mit reichlich Wasser	me ujë, me shumë ujë
Sie müssen die Tablette in etwas Wasser auflösen.	Ju duhet që tabletën ta shkrini në pak ujë.
Sie müssen die Tablette schlucken.	Ju duhet ta gëlltisni tabletën.
Sie müssen die Tablette lutschen. Sie dürfen sie nicht zerkauen.	Ju duhet ta lëpini tabletën. Ju nuk guxoni ta përtypni tabletën.
Damit sollen Sie gurgeln.	Me këtë duhet të gargaritni (shpëlani grykën).
Damit sollen Sie inhalieren.	Me këtë duhet të thithni ajër.
Trinken Sie es nicht!	Mos pini!
Nur äußerlich anzuwenden, auf die Haut.	Të përdoret vetëm në pjesën e sipërme të lëkurës.
Sie müssen die Haut täglich / zweimal täglich mit Salbe einreiben.	Duhet që lëkurën ta lyeni çdo ditë / dy herë në ditë me pomadë.
Sie dürfen den Verband nicht abnehmen.	Nuk guxoni ta hiqni fashën.
Sie können den Verband nachts abnehmen.	Mund ta hiqni fashën natën.

Deutsch	Albanisch
Machen Sie einen kalten/warmen Umschlag.	Veni një kompresë (leckë të lagur me ujë) të ftohtë/të ngrohtë.
Sie müssen … mal täglich … Tropfen ins Auge geben.	Duhet të veni … herë në ditë … pika në sy.
Essen Sie nichts.	Mos hani asgjë.
Trinken Sie viel!	Pini shumë!
Meiden Sie fettreiche Nahrung.	Shmangeni ushqimin e yndyrshëm.
Sie sollten abnehmen.	Duhet të dobësoheni.
Halten Sie Diät.	Mbani dietë.
Sie sollten nicht mehr rauchen.	Nuk duhet të pini më duhan.
Ich muss Ihnen eine Spritze geben.	Duhet t'ua jap një injeksion.
Ich muss Ihnen eine Einspritzung in die Vene/in den Oberschenkel/ins Gesäß/in den Arm/ins Gelenk machen.	Duhet t'u injektoj në vena/në kofshë/në prapanicë/në krah/në nyje.
Es wird nicht weh tun.	Nuk do t'Ju dhemb.
Sie müssen jeden Tag/jeden zweiten Tag zu einer Injektion kommen.	Duhet që çdo ditë/çdo të dytën ditë të vini për nga një injekcion.
Sie müssen zur Bestrahlung, Massage, Physiotherapie, Ergotherapie.	Ju duhet të vini për rrezatim, masazhë, fizeoterapi, egroterapi.
Bleiben Sie im Bett!	Qëndroni në shtrat!
Sie sollten sich im Bett möglichst ruhig verhalten.	Ju duhet të qëndroni mundësisht i qetë në shtrat.
Bewegen Sie sich auch im Bett, so viel Sie nur können!	Edhe në shtrat lëvizni vetëm aq sa mundeni!
Machen Sie alles, was Ihnen nicht weh tut.	Bëni të gjitha ato që nuk Ju shkaktojnë dhimbje.
Sie dürfen das Bein nicht belasten.	Nuk guxoni ta ngarkoni këmbën.
Sie dürfen das Bein nur wenig (mit 10 kg) belasten. Kontrollieren Sie das, indem Sie den Fuß auf eine Wage stellen!	Këmbën guxoni ta ngarkoni vetëm pak (me 10 kg). Kontrollojeni këtë duke vënë shputën në një peshore!
Stehen Sie soviel wie möglich auf!	Qëndroni në këmbë sa më shumë që të jetë e mundur kjo!
Marschieren Sie täglich mehrmals!	Ecni disa herë në ditë!

Deutsch	Albanisch
Sie dürfen keinen Sport treiben.	Nuk guxoni të ushtroni sport.
Sie sollten so viel wie möglich Treppen steigen, nicht Lift fahren.	Sa më shumë të jetë e mundur duhet të ngjitni shkallët dhe jo ta shfrytëzoni liftin.
Sie sollten keine schweren Lasten tragen.	Nuk duhet të bartni pesha të rënda!
Sie sollten keine schweren Lasten heben.	Nuk duhet të ngrisni pesha të rënda!
Kommen Sie in … Tagen / Wochen wieder.	Ejani sërish pas … ditësh / javësh.
Kommen Sie morgen / übermorgen wieder.	Ejani sërish nesër / pasnesër.
Kommen Sie nächsten Montag / Dienstag wieder.	Ejani sërish të hënën / martën tjetër.
Sie müssen wieder zur Kontrolle kommen.	Duhet të vini sërish në kontroll.
Bringen Sie bitte einen Dolmetscher mit.	Merreni me vete edhe një përkthyes, Ju lutemi.
Messen Sie das Fieber!	Mateni temperaturën!
Ich muss Sie krank melden.	Duhet t'Ju jap pushim mjekësor.
Gute Besserung!	Shërim të mirë!

Krankheitsnamen

Emrat e sëmundjeve

Abszess — i thatë
Abtreibung — abort
Aids — Sida
Akne — puçërr
Allergie — alergji
Anämie — anemi
Angina — angjinë / grykët
Angina pectoris — angjina pektoris / ngushtim gjoksi
Arteriosklerose — arteriosklerozë
Arthritis — artrit / pezmatim i kyçeve
Asthma — astmë

Deutsch	Albanisch
Bänderverletzung	lëndim ligamentesh
Bandscheibenschaden	lëndim i unazës
Bandwurm	shirit (parazit në zorrë)
Bauchspeicheldrüsenentzündung	ndezje e pankreasit
Bindehautentzündung	lulëz (pika në sy)
Blasenentzündung	cistit (fshikëz e mbushur me lëng)
Blasensteine	gur në fshikzën e urinës
Blinddarmentzündung	apendicit (zorra qorre)
Blutung	gjakderdhje
Blutvergiftung	helmim gjaku
Brand	gangrenë (brejë)
Bronchitis	bronkit
Bruch	thyerje / shembje
Darmentzündung	infeksion i zorrëve
Dermatose	sëmundje lëkure
Durchblutungsstörungen	mosushqyerje me gjak e një organi
Eierstockentzündung	infeksion i vezores
Ekzem	ekzemë (sëmundje lëkure)
Embolie	mbyllje e enës së gjakut
Entzündung	pezmatim / infektim / ndezje
Epilepsie	epilepsi
Erkältung	ftohje
Fluor	fluor
Furunkel	lungë (çiban i thatë)
Fußpilz	mukozë / kallo e këmbës
Gallenblasenentzündung	pezmatim i fshikzës së tëmthit
Gallenkolik	kolikë tëmthi
Gallensteine	gurë tëmthi
Gebärmutterentzündung	pezmatim i mitrës
Gehirnerschütterung	tronditje truri
Gelbfieber	ethet e verdha
Gelbsucht	verdhëz
Gelenkrheumatismus	reumatizëm i kyçeve
Geschlechtskrankheiten	sëmundje veneriane
Geschwür	lungë (ulcerë)
Gicht	cermë (artrit)

Deutsch	Albanisch
Gleichgewichtsstörungen	prishje e ekuilibrit
Gonorrhö	gonorre
Grippe	grip
Gürtelrose	zonë e skuqur e lëkurës (herpes)
Hämorrhoiden	hemorroide
Harnvergiftung	urami (helmim i rrugëve urinare)
Hautkrankheit	sëmundje e lëkurës
Hepatitis	verdhëz
Herzinfarkt	infarkt i zemrës
Herzklappenfehler	e metë në valvolën e zemrës
Herzkrankheit	sëmundje e zemrës
Herzmuskelschwäche	dobësim i muskulit të zemrës
Heufieber	rrufë (alergjike) nga pjalmi i luleve
Hexenschuss	dhembje mesi
Hirnhautentzündung	meningjit (ndezje e mukozës së trurit)
Hirnschlag	pika në tru (damlla)
Hodenbruch	rrënxim (shembje)
Hodenentzündung	infektim i herdheve („koqeve")
Hysterie	histeri
Infarkt	infarkt
Infektion	infekcion
Ischias	ishias (dhembje e nervit shiatik)
Karies	karies
Katarrh	pezmatim i mukozave
Kehlkopfentzündung	pezmatim i fytit (laringjit)
Keuchhusten	kolla e keqe
Kinderlähmung	paralizë e fëmijëve (poliomelit)
Krampfadern	variçelë (venat)
Krebs	kancer
Kreislaufschwäche	dobësi në sistemin e qarkullimit të gjakut
Kreislaufstörungen	çrregullime të sitemit të qarkullimit të gjakut
Kropf	gushë
Lähmung	paralizë
Leistenbruch	rrënxim

Deutsch	Albanisch
Leukämie	leukemi
Lungenentzündung	pneumoni (ftohje)
Magen-Darmentzündung	gastrit
Magengeschwür	ulcerë
Magenschleimhautentzündung	gastrit
Magersucht	mani dobësimi
Malaria	malarje
Mandelentzündung	pezmatim bajamesh
Masern	fruth
Migräne	migrenë
Mittelohrentzündung	infektim i veshit të mesëm
Mumps	fytet
Muskelrheumatismus	reumatizëm muskuli
Muskelriss	çarje muskuli
Nabelbruch	plasje (hapje) e kërthizës
Nasenpolypen	polip hundësh
Nervenentzündung	neurit
Nervöse Störung	çrregullime nervore
Nesselfieber	rrebull urtikaria
Neuralgie	nevralgji
Neurose	neurozë
Nierenbeckenentzündung	nefrit (pezmatim i legenit të veshkës)
Nierenentzündung	pezmatim i veshkëve
Nierenstein	gur në veshkë
Ödem	edemë
Ohrenentzündung	pezmatim veshi
Peritonitis, Bauchfellentzündung	peritonit (pezmatim i mesës)
Phlegmone	pezmatim akut i indeve të nënlëkurës
Polytoxikomanie	politoksikomani
Prostataleiden	sëmundje prostate
Rachenentzündung	pezmatim i fytit
Rachitis	rakitizëm
Rheuma	reuma
Rhinitis	pezmatim i zgavrës së hundës

Deutsch	Albanisch
Rippenfellentzündung, Pleuritis	plevit, pleurit
Röteln	lia e ujit
Ruhr	dizenteri (bark i keq)
Sarkom	sarkom (lloj tumori)
Scharlach	fruth i zi
Schnupfen	rrufë
Schwindel	marrje mendsh
Sehnenscheidenentzündung	të këputurit mish
Sepsis	helmim gjaku
Star, grauer	perde në sy
Starrkrampf (Tetanus)	sharrëz (tetanos)
Stirnhöhlenentzündung	pezmatim i sinusve
Syphilis	sifiliz
Tollwut	tërbim
Tuberkulose	tuberkuloz
Tumor (gutartig, bösartig)	tumor (i padëmshëm, i dëmshëm)
Typhus	tifo
Venenentzündung	pezmatim venash
Verbrennung	djegie
Vergiftung	helmim
Verrenkung	përdredhje, nxjerrje
Verstauchung	nxjerrje, ndrydhje
Wasserkopf	hidrocefal
Windpocken	varicelë (lia e dhenve)
Wundinfektion	infektim i plagës
Würmer	molldragë (krimba)
Zahnfleischentzündung	pezmatimi i mishit të dhëmbëve
Zuckerkrankheit	sëmundja e sheqerit
Zwölffingerdarmgeschwür	ulcerë e zorrës dymbëdhjetëgishtore
Zirrhose	cirrozë

Deutsch	Albanisch
Symptome und Fachausdrücke	**Simptomet dhe shprehje profesionale**

Deutsch	Albanisch
Abmagerung	dobësim
Akut	akut
Anästhesie, Anästhetikum	anestezi / mjet mpirës (anestetik)
Antibiotikum	antibiotik
Appetitlosigkeit	humbje oreksi
Atembeschwerden	ankesa nga frymëmarrja
Atemgeruch	erë e keqe e gojës
Atmung, künstliche Atmung	frymëmarrje, frymëmarrje artificiale
Aufstoßen	gromësim (gogësim)
Ausschlag	prushërimë
Bauchkrampf	ngërçe në bark
Bauchweh	dhimbje barku
Beißen	kafshoj
Blähungen	formim gazrash në stomak
Blasengries	rërë në fshikën urinore
Blasenkatheter	gypëz (kateter) i fshikës urinore
Blut	gjak
Blutbild	përbërja e gjakut (rruazat e kuqe dhe të bardha)
Blutdruck (hoher, niedriger)	tensioni i gjakut (i lartë / i ulët)
Blutdrucksenkung	ulje e tensionit të gjakut
Blutdrucksteigerung	ngritje e tensionit të gjakut
Blutprobe	analizë e gjakut
Blutsenkung	rënie e tensionit të gjakut
Bluttransfusion	transfuzion i gjakut
Brandblase	flluskë djegieje
Brandwunde	plagë djegieje
Brechreiz	ndjenjë vjelljeje
Chronisch	kronik
Darmentleerung	shkarkim zorrësh
Diät	dietë
Druckgefühl	ndjenjë shtypjeje (shtrëngimi)
Durchfall	barkqitje

Deutsch	Albanisch
Eiter	nxjerrje (mbledhje) qelbi
Eiterbläschen	puçërrz me qelb
Eiterung	qelbëzim
Epidemie	epidemi
Erbrechen	vjellje
Erfrieren	ngrirje
Erkältung, sich erkälten	ftohem
Ertrinken	mbytem në ujë
Fasten	agjëroj / kreshmoj
Fehlgeburt	dështim (abortim)
Fieber	temperaturë
Flimmern vor den Augen	më vezullojnë (bëjnë xixa) sytë
Frieren	ngrij, mërdhij
Frösteln	mërdhij, kam të ftohtë
Frühgeburt	lindje e parakohshme
Galle	vrer
Gebiss, Zahnprothese	protezë dhëmbësh
Geburt	lindje
Geburtswehen	dhembjet e lindjes
Gelenkschmerzen	dhembje kyçesh
Geschlechtsreife	pjekuri seksuale
Geschwulst	enjtje, mbufatje
Gesichtsfarbe	ngjyrë fytyre
Haarausfall	rënie flokësh
Halsschmerz	dhimbje fyti
Halsstarre, steifer Hals	ngrirje e qafës
Harn	urinë
Harndrang	nevojë për të urinuar
Harnsäure	acid urik
Harnstoff	ure
Harnverhaltung	pengim urinimi (iskuri)
Hautfarbe	ngjyrë lëkure
Hautrötung	skuqje lëkure
Heiserkeit	ngjirje e zërit
Herzasthma	astmë zemre
Herzklopfen	rrahje e zemrës
Husten	kollitje

Deutsch	Albanisch
Impfung	vaksinim
Impotenz	impotencë
Jucken	kruarje
Kaiserschnitt	operacion cezarik
Knoten	nyjë
Komplikation	komplikim
Kolik	kolikë
Kollaps	kolaps
Kongestion	vërshim i gjakut (kongjestion)
Krämpfe	ngërçe
Krank	i/e sëmurë
Krankheit	sëmundje
Kreislauf	qarkullim i gjaku
Kribbeln	kruarje/padurueshmëri
Kur	mjekim, kurë
Leberfunktion	funksion i mëlçisë
Lungenblutung	hemorragji e mushkërive
Magenbrennen	djegësimë lukthi
Magendrücken	rëndësirë në stomak
Magensaft	lëng gastrik
Magensäure	acid stomaku
Magenspülung	shpëlarje e stomakut
Menopause	menopauzë
Menstruation	menstruacion
Milchgebiss	dhëmb qumështi
Müdigkeit	lodhje
Muskelkater	dhembje muskujsh
Narbe	shenjë, blanë
Nasenbluten	gjakderdhje nga hunda
Nervenzusammenbruch	shkatërrim nervash
Nervosität	nervozizëm
Nierenkolik	kolikë veshkësh
Nierenzysten	cistë e veshkës
Niesen	teshtitje

Deutsch	Albanisch
Ohnmacht	të fikët
Ohrenschmerzen	dhembje veshësh
Periodenschmerzen	dhembje gjatë periodave
Punktion	punkturë
Quetschung	ndrydhje (shembje)
Reißen (in den Gliedern)	reumatizëm (në gjymtyrë)
Reizbarkeit	reumatizëm
Reizhusten	kollë ngacmuese
Rekonvaleszenz	përmirësim shëndeti
Rückfall	rikthim (i sëmundjes)
Schlaflosigkeit	pagjumësi
Schmerzen	dhembje
Schock	shok
Schüttelfrost	ethe
Schwäche	dobësi, ligështi
Schwangerschaft	shtatzënësi
Schweiß	djersë
Schwere Beine	rëndesë në këmbë
Sehstörung	pengesa në të parë
Sodbrennen	djegësirë nga stomaku
Sonnenstich	goditje nga dielli
Spastisch	spazmatik, shkaktues ankthi
Speichel	pështymë
Stich	shpim
Stoffwechsel	metabolizëm
Stoffwechselstörung	pengesa në metabolizëm
Stuhl	ujë i trashë (jashtëqitje)
Stuhlgang	të dalët jashtë
Therapie	terapi
Thermometer	termometër
Thrombose	trombozë
Transfusion	transfuzion
Tremor	dridhje
Übelkeit	ndjenjë vjelljeje

Deutsch	Albanisch
Unfall	fatkeqësi
Unterleibsschmerzen	dhimbje në pjesën e poshtme të barkut
Verdauung	tretje
Verstopfung	kapsllëk
Wachstum	rritje
Wallungen	vërshime gjaku (hiperemi)
Wunde	plagë
Zahnfüllung	mbushje dhëmbi
Zahnpflege	përkujdesje për dhëmbët
Zahnschmerz	dhimbje dhëmbi
Zyste	cistë

Anatomie — Anatomi

Deutsch	Albanisch
Arm	krah
Arterie	arterje (damar)
Auge	sy
Augenlid	çerpik
Band	ligament
Bandscheibe	unazë
Bauch	bark
Becken	legen (komblik)
Bein	këmbë
Blinddarm	zorrë e verbër
Brust	gjoks
Brustkorb	koshi i krahërorit
Darm	zorrë
Daumen	gishti i madh
Dickdarm	zorrë e trashë
Drüsen	lungë/gjëndërr
Dünndarm	zorrë e hollë
Eierstöcke	vezore
Ellbogen	bërryl

Deutsch	Albanisch
Ferse	thembër
Finger	gisht
Fuß	shputë
Fußgelenk	nyja e këmbës
Fußknöchel	nyell (zogu i këmbës)
Gallenblase	fshikëz e tëmthit
Gaumen	qiellzë
Gebärmutter	mitër
Gehirn	truri
Gelenk	nyjë
Haar	flok
Hals	qafë
Hand	dorë
Handgelenk	nyje e dorës
Harnblase	fshikëz e urinës
Harnröhre	kanal urinar
Haut	lëkurë
Herz	zemër
Hoden	hordhe (koqe)
Hüftgelenk	kyç sferik (kukë)
Kehlkopf	fyt (gurmaz)
Kiefer	nofull
Knie	gju
Kniegelenk	kyç i gjurit (lak i këmbës)
Knochen	asht
Kopf	kokë
Leber	mëlqi
Lippe	buzë
Lunge	mushkëri
Lymphknoten	gjëndërr limfatike
Magen	lukth
Mandeln	bajame
Milz	shpretkë
Mund	gojë
Muskel	muskël

Deutsch	Albanisch
Nabel	kërthizë
Nacken	qafë (zverk)
Nagel	thua
Nase	hundë
Nerv	nerv
Niere	veshkë
Oberschenkel	kofshë
Ohr	vesh
Prostata	prostatë
Rachen	grykë (gojë)
Rippen	brinjë
Rücken	shpinë
Rückenmark	palcë e kurrizit
Scheide	këllëf (vagjinë)
Schlüsselbein	kularth
Schulter	sup
Schultergürtel	rrip supi
Sehne	dell, tejzë (pejz)
Stimmbänder	tejza (pejza) të zërit
Stirn	balli
Stirnhöhle	gji ballor (sinus)
Unterarm	parakrah
Vene	venë
Wirbel	rruazë e shtyllës kurrizore
Wirbelsäule	bosht kurrizor
Zahn, Zähne	dhëmb, dhëmbë
Zahnfleisch	mish i dhëmbëve
Zehe	gisht i këmbës
Zunge	gjuhë
Zwölffingerdarm	zorrë dymbëdhjetëgishtore

Deutsch	Albanisch
Zahlen	**Numrat**
eins	një
zwei	dy
drei	tre
vier	katër
fünf	pesë
sechs	gjashtë
sieben	shtatë
acht	tetë
neun	nëntë
zehn	dhjetë
zwanzig	njëzet
dreißig	tridhjetë
vierzig	katërdhjetë
fünfzig	pesëdhjetë
sechzig	gjashtëdhjetë
siebzig	shtatëdhjetë
achtzig	tetëdhjetë
neunzig	nëntëdhjetë
hundert	njëqind
tausend	njëmijë
erste	i parë
zweite	i dytë
dritte	i tretë
einmal	një herë
zweimal	dy herë
dreimal	tri herë
ein Viertel	një qerek
ein Drittel	një e treta
ein Halb	një gjysmë
ein Ganzes	një e plotë

Deutsch	Albanisch
Zeit	**Koha**
heute	sot
morgen	nesër
übermorgen	pasnesër
gestern	dje
vorgestern	pardje
diese Woche	këtë javë
nächste Woche	javën tjetër
letzte Woche	javën e fundit
bald	së shpejti
später	më vonë
vor kurzem	pak më parë
während kurzer Zeit	gjatë një kohe të shkurtë
vor langer Zeit	para një kohe të gjatë
während langer Zeit	gjatë një kohe të gjatë
am Morgen	në mëngjes
am Mittag	në mesditë
am Nachmittag	pasëdite
am Abend	në mbrëmje
in der Nacht	natën
Tag, Tage	ditë, ditë
Stunde, Stunden	orë, orë
Minute, Minuten	minut, minuta
Sekunde, Sekunden	sekond, sekonda
Wochentage: Montag, Dienstag, Mittwoch, Donnerstag, Freitag, Samstag, Sonntag	Ditët e javës: e hënë, e martë, e mërkurë, e enjte, e premte, e shtunë, e diel
Monate: Januar, Februar, März, April, Mai, Juni, Juli, August, September, Oktober, November, Dezember	Muajt: janar, shkurt, mars, prill, maj, qershor, korrik, gusht, shtator, tetor, nëntor, dhjetor
Jahreszeiten: Frühling, Sommer, Herbst, Winter	Stinët e vitit: pranvera, vera, vjeshta, dimri

Farben

weiß	e bardhë
gelb	e verdhë
rot	e kuqe
rosa	e trëndafiltë
braun	ngjyrë kafe
grün	e gjelbër
blau	e kaltër
schwarz	e zezë

Ngjyrat

Lokalisation

oben	lart
unten	poshtë
rechts	djathtas
links	majtas
hinten	pas
vorne	para
seitlich	anash

Ndajfolje vendi

Anzeigen

Emil Zimmermann

Kulturelle Missverständnisse in der Medizin

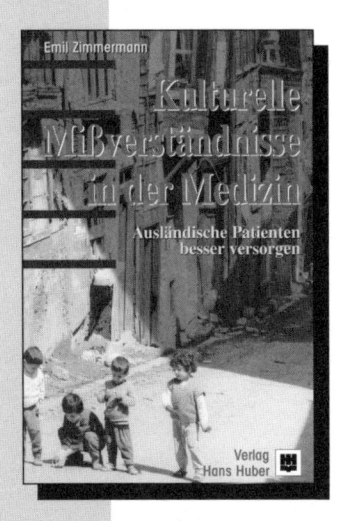

Ausländische Patienten besser versorgen

2000. 160 Seiten, gebunden mit Schutzumschlag, DM 39.80 / Fr. 35.90 / öS 291.– (ISBN 3-456-83378-4)

Die medizinische Versorgung und pflegerische Betreuung ausländischer Patienten in deutschen Praxen und Kliniken läuft selten so unproblematisch ab, wie es sich beide Seiten wünschten. Dies bezieht sich auch immer noch auf die Migranten aus den klassischen Abgabeländern Italien und Türkei, die im Mittelpunkt dieses Buches stehen.

Zu groß ist im Allgemeinen der soziokulturelle Unterschied zwischen den Erwartungen und beruflichen Handlungsnormen der Ärzte und Pflegenden einerseits, dem Empfinden und Verhalten der ausländischen Patienten andererseits. Dies betrifft vor allem deren spezifische Vorstellungen von den Krankheiten, insbesondere aber ihre Einstellungen im Kranksein, ihr Erleben und Erleiden der Krankheit und die Weisen ihres Krankheitsäußerns. Der Autor schildert aufgrund seiner mehr als 20-jährigen klinischen und sozialpsychologischen Erfahrung mit ausländischen Patienten eindrucksvoll die soziokulturellen Gründe des gegenseitigen Missverstehens.

Mit wenigen Informationen über das Krankheitserleben ausländischer Patienten lassen sich viele Missverständnisse vermeiden.

Verlag Hans Huber
Bern Göttingen Toronto Seattle

http://Verlag.HansHuber.com